Die Autorinnen

Xiaoying Shang studierte in Xi'an Medizin und arbeitete danach als Stationsärztin und später als Oberärztin für Neurologie an einem Krankenhaus Xi'an, China.
1989 – 1991 war sie Gastärztin in der neurologischen Station des Städtischen Krankenhauses, Dortmund.

Von 1991 – 1999 arbeitete sie in verschiedenen Praxen für TCM, machte die Heilpraktikerprüfung (chinesische Diplome werden nur bedingt in Deutschland anerkannt) und führt seit 1999 erfolgreich eine eigene Heilpraktikerpraxis für TCM in Krefeld.

Grit Nusser, Sozialpädagogin und Heilpraktikerin.
Sie beschäftigte sich während ihrer Zeit als Heilpraktikerin intensiv mit der Naturheilkunde und gab ihr Wissen auch im Unterricht weiter. Während ihrer Aufenthalte in Xi'an, China, lernte die Autorin verschiedenen Massagetechniken wie TuiNa-AnMo und Gua Sha kennen und schätzen.

Sie wandte chinesische Massage auch erfolgreich bei Hunden an und schrieb das Buch „TuiNa-AnMo für den Hund" (ISBN 9783839132302).

Weitere Bücher der Autoren:
- „Kräuter für den Hund" (ISBN 9783839123584)
- „Wickel,Güsse,Wassertreten" (ISBN 9783732247141)
- „Ist alt werden gesund?" mit Petra Linder und Rita Menzenbach-Siemens (ISBN 9783839130148)
- „Gua Sha" mit Xiaoying Shang (ISBN 9783842312432)
- „Alternativmedizin für Pferde" mit Rita Menzenbach-Siemens (ISBN 9783844804089)
- Ba Guan" mit Xiaoying Shang (ISBN 9783732249398)
- Moxibustion mit Xiaoying Shang (ISBN 9783734733697)
- Handakupunktur mit Xiaoying Shang (ISBN 9783739209814)

Elisabeth Schnitzer, Lehrerin und Künstlerin

TuiNa-AnMo für den Menschen

Hilfe durch chinesische Massage

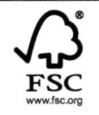

Danksagung

Danke, Mario,
für Deine unschätzbare Hilfe bei der Arbeit am Computer!

Xie Xie
Frau Dr. Hu und Herr Dr. Wang
für Ihre Unterweisung in TCM
im Krankenhaus für Traditionelle Chinesische Medizin
in Xi'an

Bibliografische Information der Deutschen Nationalbibliothek
Die Deutsche Nationalbibliothek verzeichnet diese
Publikation in der Deutschen Nationalbibliografie;
detaillierte bibliografische Daten sind im Internet
über http://dnb.d-nb.de abrufbar.

© by

Grit Nusser
Xiaoying Shang

Herstellung und Verlag: BoD - Books on Demand, Norderstedt

ISBN 9783743178281

Inhaltsverzeichnis

TuiNa-AnMo 9
Die traditionelle chinesische Medizin 9
Die fünf Säulen der TCM 12
Yin und Yang 14
Meridiane 14
Shu- (Zustimmungs-)punkte 38
Mu- (Alarm-)punkte 41
   AhShi- (lokale Schmerz-)punkte 43
   Ting- (Terminal-)Punkte 43
   Punkte außerhalb der Meridiane (PaM) 44
Die Massage 45
   Die Wirkung der Massage 45
Was ist Tui-Na-AnMo? 47
   Die Technik 49
Behandlungsvorschläge 65
   Augenprobleme 65
   Erkältungsbeschwerden 67
   Hypertonie 68
   Hypotonie 70
   Kopfschmerzen 71
   Rückenprobleme 76
   Die Wirbelsäule 76
   Kreuzschmerzen 79
   Hüftbeschwerden 83
   Die Massage der Beine 84
   Krämpfe in Unter- und Oberschenkel 85
   Schulter-Arm-Beschwerden 86
   Steifer Nacken 88
   Gelenkbeschwerden 90
   Die Massage des Fußes und Fußgelenks 91
   Zahnschmerzen 93

TuiNa-AnMo
Hilfe durch chinesische Massage

Die Vorstellung von Gesundheit und Krankheit in der traditionellen chinesischen Medizin (TCM) unterscheidet sich sehr stark von der Betrachtungsweise der modernen naturwissenschaftlichen Medizin des Westens, die den Körper und seine Funktionen in den Mittelpunkt stellt. So sieht man Krankheit als eine Störung von Funktionen, die behandelt werden müssen.

Die traditionelle chinesische Medizin

Die TCM ist eine **ganzheitliche Medizin,** die nicht nur die körperlichen Funktionen, sondern darüber hinaus das Individuum im Zusammenhang mit dem Universum sieht. Grundlage ist die Vorstellung, dass Mikrokosmos und Makrokosmos eins sind und dass alles bestimmten logischen Regeln unterliegt: **„wie im Großen, so im Kleinen".** So gelten diese Regeln nicht nur für den gesamten Kosmos, sondern auch für den ganzen Körper des Menschen bis in die winzigen Zellen hinein. Dieses ganzheitliche Denken beeinflusst auch die Vorstellung über Krankheiten und ihre Ursachen.

So wird berichtet, das Kaiser Chi Wong bereits 3200 v.Ch. Akupunktur angewandt habe. Viele führen ihren Ursprung auf noch frühere Jahre zurück. Diese Annahme veranlasste den französischen Arzt Dr. de la Fuye, bei einem internationalen Kongress in München zu sagen, dass es ihn wundere, dass sich so viele Ärzte im Zeitalter der Atombombe mit einer steinzeitlichen Heilweise beschäftigen.

Die TCM entwickelte sich aus der jahrtausendelangen genauen Beobachtung und Erfahrung heraus, die ihre unbestrittenen Erfolge aufweist.

Das gibt auch der westlichen Medizin zu denken. Durch weitere Forschungen in China, aber auch im Westen, wurde die Wirkung der TCM bestätigt und verfeinert.

So erhielt 2015 die chinesische Wissenschaftlerin **Youyou Tu den Nobelpreis für Medizin** für ihre Arbeit der Behandlung von Malaria mit dem Pflanzenwirkstoff **Artemisinin.** Er kommt in den Blättern des einjährigen Beifuß (Artemisia annua) vor und wurde bereits vor 1600 Jahren in China als Malariamittel eingesetzt und später vergessen. Als Mitte des letzten Jahrhunderts bei Grabungen antike Rezepturen entdeckt wurden, fand man auch eine gegen Malaria. Wie im **„Handbuch der Vorschriften für Notfallbehandlungen",** beschrieben 340 von **Ge Hong,** wurde Beifuß im kalten Wasser eingeweicht, dann ausgewrungen und die gesamte Flüssigkeit getrunken.
Es wird jetzt in den Malariagegenden Afrikas und Asiens erfolgreich eingesetzt.

Wissenschaftler der Universität Washington erforschten die Wirkung von Artemisinin auf Krebszellen und stellten fest, dass es eine toxische (giftige) Wirkung auf Krebszellen, nicht jedoch auf gesunde Zellen hat. Man geht davon aus, dass Artemisinin auch bei sehr aggressiven Krebsarten erfolgreich sein könnte, die auf die konventionelle Therapie nicht ansprechen.

Artemisinin wird bei viralen und bakteriellen Infekten und zur Unterstützung einer Tumortherapie empfohlen.

In der TCM wird Beifuß seit langem in der Moxibustion, aber auch in der Phytotherapie (Kräuterheilkunde) einsetzt.

Die fünf Säulen der TCM

TCM ist eine **energetische Medizin**. Es wird davon ausgegangen, dass jeder Mensch mit einem bestimmten Energiepotential geboren wird: also ererbte Energie. Hinzu kommt noch Energie durch die Atmung, die Nahrung, das Licht, der Sex,...

Gesundheit ist ein Zustand des energetischen Gleichgewichts und somit der vollkommenen Harmonie, während die Hauptursache einer körperlichen Krankheitserscheinung demzufolge ein energetisches Ungleichgewicht im Körper ist.

Dieses energetische Gleichgewicht wird beeinflusst von folgenden Methoden:

- **Akupunktur und Moxibustion:** nach Vorstellung der TCM fließt Energie im Körper durch bestimmte Leitbahnen (Meridiane) und kann über spezifische Punkte durch Nadeln oder brennenden Beifuß (Moxa) beeinflusst werden. Energetische Spannungszustände werden gelöst und laut TCM kommen „Energie und Blut wieder ins Fließen".

- **Arzneimitteltherapie:** dazu zählen Drogen aus dem Pflanzen-, Mineralien- und Tierreich. Die chinesischen Arzneimittel wirken anregend auf die Selbstheilungskräfte des Körpers und werden meist auf den Patienten individuell abgestimmt.

- **Bewegungsübungen** wie Taijiquan, Qi-Gong, ... versuchen, die Mitte zwischen den beiden Polen Yin und Yang zu finden. Atem- und Bewegungsübungen harmonisieren und stärken die gesamte Körperenergie. Vitalkräfte werden gestärkt, Krankheiten beseitigt, es kommt zu einer Erweiterung der geistigen Fähigkeiten.

- **Ernährung:** alle Lebensmittel haben bestimmte Eigenschaften, die auch Krankheiten vorbeugen oder heilen können. Sie sind nach der fünf Elementen-Lehre den Elementen Erde, Metall, Wasser, Holz und Feuer zugeordnet.

  Erde: *Organ:* Milz – Magen; *Geschmack:* süß; *Nahrungsmittel, z.B.:* Butter, Nüsse, Eier, Champignons, Getreide,...

  Metall: *Organ:* Lunge – Dickdarm; *Geschmack:* scharf; *Nahrungsmittel, z.B.:* scharfe Gewürze, Kümmel, Rettich, Zwiebel,...

  Wasser: *Organ:* Niere – Blase; *Geschmack:* salzig; *Nahrungsmittel, z.B.:* Salz, Algen, Hülsenfrüchte, Oliven, Aal,...

  Holz: *Organ:* Leber – Galle; *Geschmack:* sauer; *Nahrungsmittel, z.B.:* frische Kräuter, Sauerkraut, Essig, Obstsaft,...

  Feuer: *Organ:* Herz – Dünndarm; *Geschmack:* bitter; *Nahrungsmittel, z.B.:* Chicoree, Rucola, Artischocken, Roggen,...

- **Massage:** dazu zählen TuiNa, GuaSha, BaGuan

Yin und Yang

Die Idee von Harmonie und Balance ist die Basis von **Yin und Yang.** 700 v. Chr. wurde dieses Prinzip erstmals im „Buch der Wandlungen" beschrieben. Yin und Yang stellen Gegensätze dar, z.B. Tag – Nacht, hell – dunkel, oben – unten, Hitze – Kälte, vorne - hinten...

Yin und Yang sind die beiden Energiepole. So steht das aktive Yang dem passiven Yin gegenüber.

Gesundheit ist, wenn Yin und Yang in einem harmonischen Gleichgewicht ist.

In der westlichen Medizin könnte man diese Prinzipien in etwa mit den beiden Anteilen des vegetativen (unwillkürlichen) Nervensystems vergleichen: dem Sympathikus und dem Parasympathikus. Dieses autonome, also nicht durch den Willen beeinflussbare Nervensystem, ist zuständig für die Regelung der Lebensfunktionen wie Atmung, Verdauung, Stoffwechsel,...

Meridiane

Durch genaue Beobachtung wurde in der TCM herausgefunden, dass bestimmte Punkte auf der Körperoberfläche eine besondere Beziehung zu inneren Organen haben. So liegen die Punkte für jedes Organ und den einzelnen Funktionssystemen auf längs verlaufenden Linien: den **Meridianen.** Sie sind Bahnen, durch die Energie (Qi) in feststehender Richtung durch den Körper fließt. Sie werden nach den zuständigen Organen benannt.

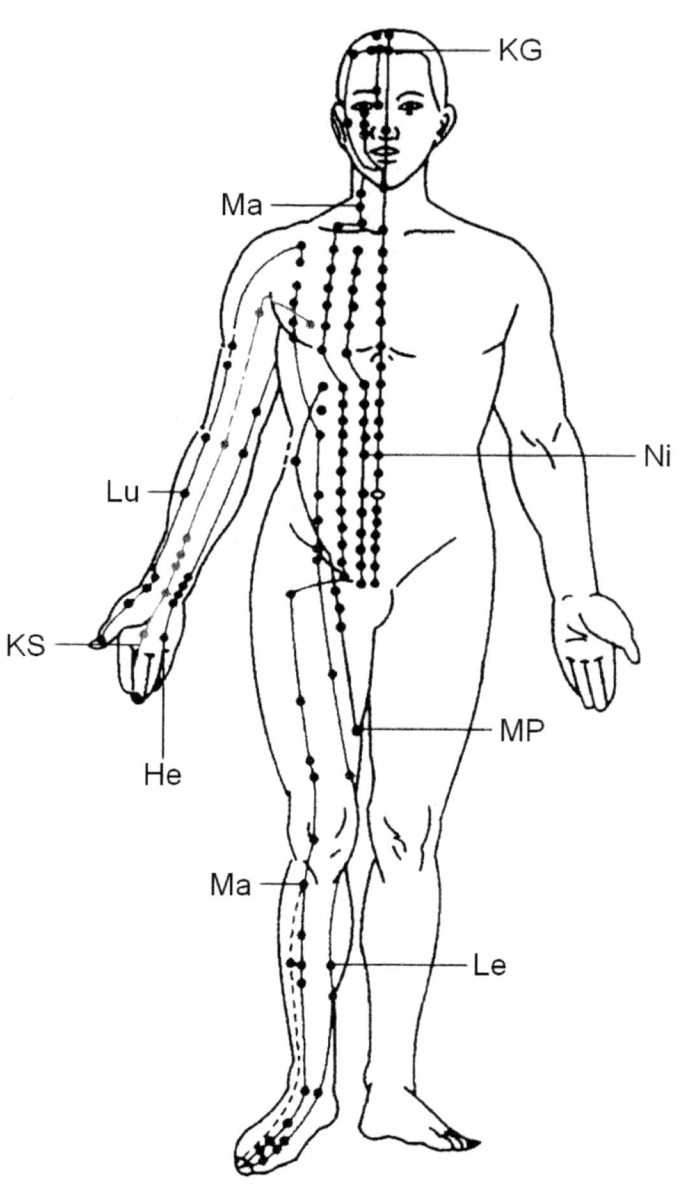

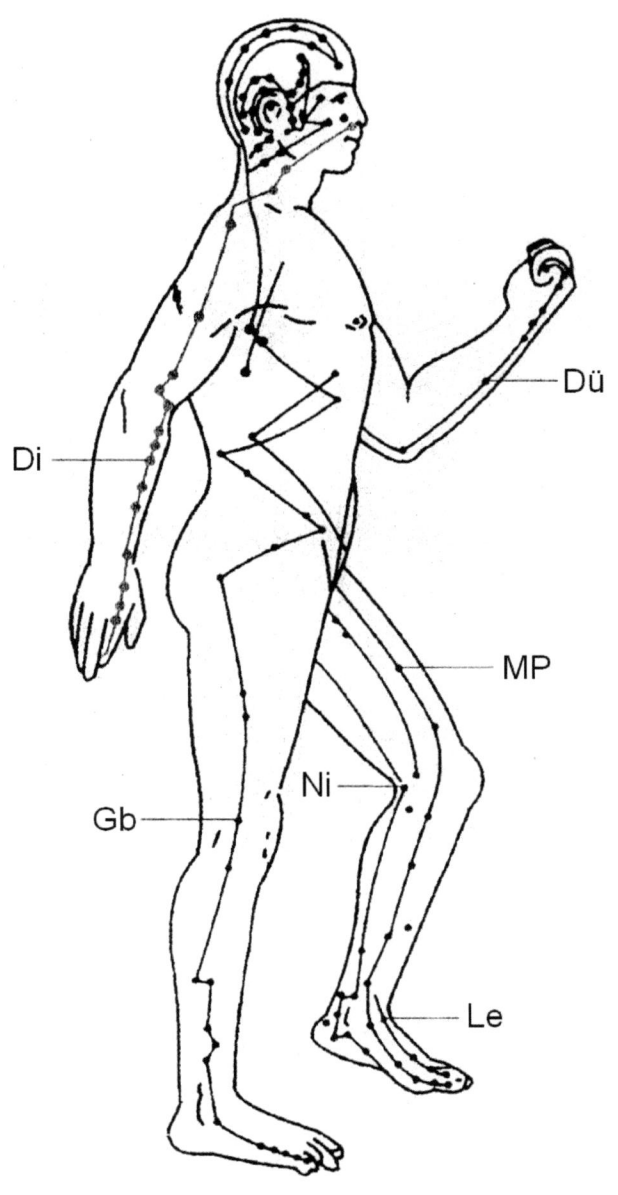

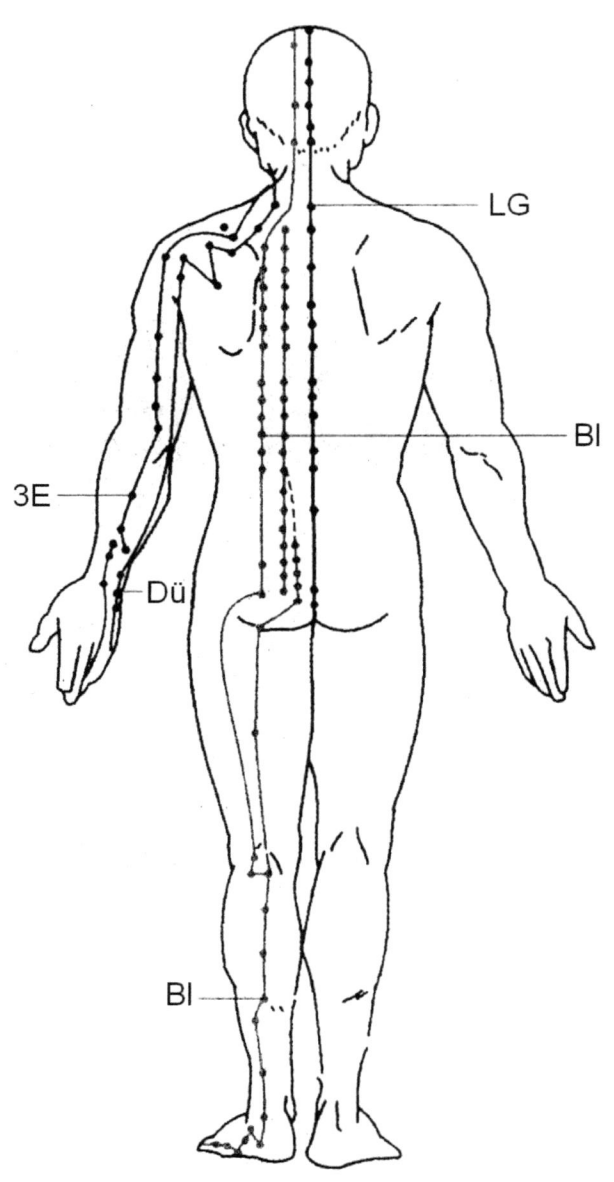

Von den 14 Hauptmeridianen verlaufen 12 paarig, d.h. symetrisch auf der rechten und linken Körperseite und jeweils einer auf der vorderen und hinteren Mittellinie.

Es gibt jeweils 6 Yin- und 6 Yang-Meridiane auf der rechten und linken Körperseite, sowie einen Yang-Meridian entlang der hinteren und einen Yin-Meridian entlang der vorderen Mittellinie.

Yang-Meridiane umfassen alle **Arbeitsorgane:**
Magen, Dünndarm, Dickdarm, Gallenblase, Blase
Dazu zählt auch der Funktionskreis des
Dreifach-Erwärmers.

Yin-Meridiane umfassen alle **Speicherorgane:**
Leber, Milz/Pankreas, Niere, Herz, Lunge
Der entsprechende Funktionskreis ist Kreislauf/Sexus.

- Die **kurzen Yin-Meridiane (Lu, KS, He)** beginnen an der Brust und enden an den Fingern,
- die **langen Yin-Meridiane (M/P, Le, Ni)** beginnen an den Zehen und enden an der Brust.

- Die **kurzen Yang-Meridiane (Di, 3E, Dü)** beginnen an den Fingern und enden am Kopf,
- die **langen Yang-Meridiane (Ma, Ga, Bl)** beginnen am Kopf und enden an den Zehen.

- **Lungen-Meridian (Lu) Yin:** Lu 1 – Lu 11
  ist zuständig für den Respirationstrakt. Luft und vitales Qi wird durch Atmung gereinigt und im gesamten Körper verteilt. Dadurch wird körpereigene Abwehr gegen äußere Einflüsse gebildet und gestärkt

Störungen: Erkrankungen der Lungen und Atemwege, Hauterkrankungen, Allergien, Juckreiz, Haarausfall, Schmerzen im Verlauf des Meridians, Lethargie, innere Leere.

Lu 1: Bei Erkrankungen der oberen Atemwege
Lu 7: Kopf- und Nackenschmerzen, Erkältung
Lu 11: Wichtiger Punkt bei der Behandlung von Entzündungen der oberen Luftwege

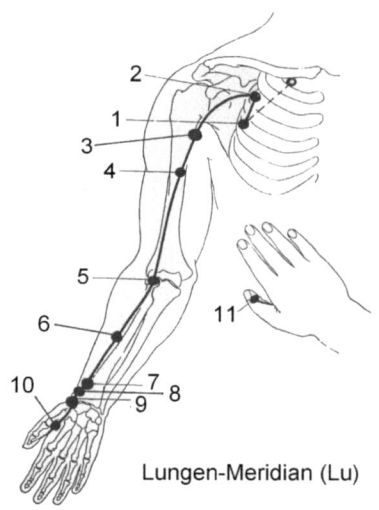

Lungen-Meridian (Lu)

- **Dickdarm-Meridian (Di) Yang:** Di 1 – Di 20 unterstützt die Lungenfunktion, ist schleimhautwirksam; verschiedene Di-Punkte haben schmerzlindernde Wirkung oberhalb des Bauchnabels

Störungen: Schmerzen entlang des Meridians, Neuralgien und Lähmungen von Schultern und vorderen Armen, Hauterkrankungen, Schmerzen in Muskeln und Gelenken, Schnupfen, Sinusitis, Nasenbluten, Heuschnupfen, Zahnschmerzen, Verdauungsstörungen; unfähig, sich zu ändern oder sich an neue Lebensumstände anzupassen.

Di 1: Kopfschmerzen, Schwindel, Ohrensausen
Di 4: Fernpunkt für Gesicht, Hals, Nacken, Kopf und Sinnesorgane; wichtiger Schmerzpunkt (bei Zahnschmerzen, Kopfschmerzen), immunstimulierender Punkt; fiebersenkend.
Achtung: nicht während derSchwangerschaft anwenden!
Di 8: Sympathikotone Störungen des Verdauungstraktes
Di 11: immunstimulierend, fiebersenkend, homöostatisch (Aufrechterhaltung bestimmter Körperfunktionen, wie Stoffwechsel...)
Di 12: Schmerzen im Ellbogengelenk
Di 15: Nacken- und Schulterschnerzen
Di 20: Schnupfen, macht die Nase frei

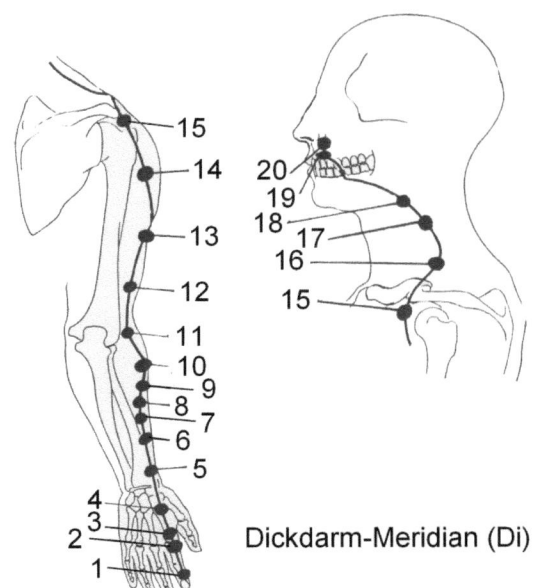

Dickdarm-Meridian (Di)

- **Magen-Meridian (Ma) Yang:** Ma 1 – Ma 45
  hat eine ausgleichende Wirkung auf die Psyche und unterstützt Verdauung und Kreislauf

  Störungen: Schmerzen im Verlauf des Meridians, Verdauungsstörungen, Magen- Darmsymptome, allgemeine Schwäche, Bewegungsstörungen in den Beinen; fieberhafte Erkrankungen; starke Wirkung auf das vegetative Nervensystem, Beeinflussung der Psyche, langsames Denken, lernt nicht aus Erfahrungen, einsam und verzweifelt.

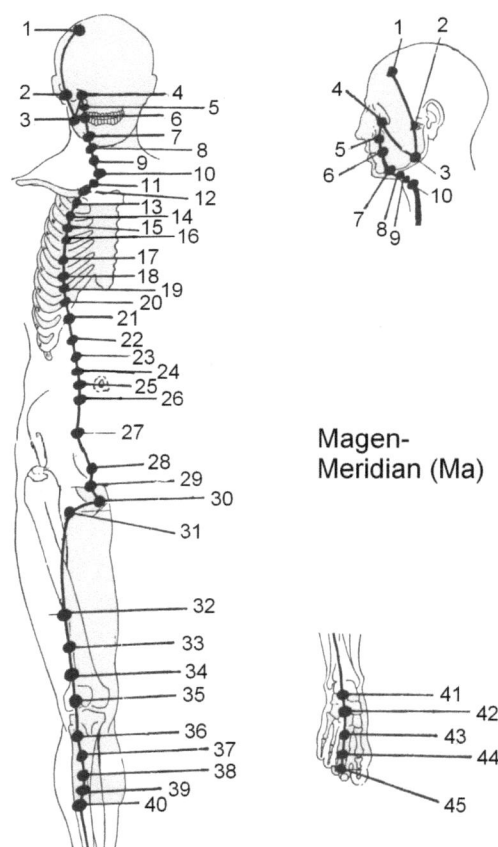

Magen-Meridian (Ma)

Ma 1: Migräne
Ma 9: Wichtiger HNO - Punkt
Ma 17: Verbotener Punkt! Keine Nadeln!
Ma 19: wichtig bei gastro – kardialem Symptomenkomplex
Ma 27: Sympathikotonie (der Sympathikus ist erregt: weite Pupillen, Tachykardie, erhöhte vasomotorische Erregbarkeit)
Ma 30: Tonisierung (Anregung) von Niere und Blase
Ma 36: Fernpunkt der Bauchorgane, bei Übelkeit und Durchfall,Tonisierung der Sexualorgane, Erschöpfung, Depressionen, Kopfschmerzen, Verdauungsstörungen. **Achtung:** nicht bei Magengeschwüren anwenden
Ma 44: analgetisch (schmerzlindernd)

- **Milz/Pankreas-Meridian (MP) Yin:**
  MP 1 – MP 21
  der wichtigste Meridian für das Bindegewebe und auch der Muskeln, sowie die Lymphe

  Störungen: Schmerzen und Schwäche im Meridianverlauf, allgemeine Schwäche, Bindegewebsschwäche, Störungen im Magen – Darm – Trakt mit Blähungen, Völlegefühl, Schmerzen im Oberbauch und Urogenitaltrakt, hormonale Schwankungen, Alpträume.

  MP 4: Diarrhoe
  MP 6: Fernpunkt der Beckenorgane, tonisierend, „Meister des Blutes": Regulation der Nebennierenfunktion; Stress, Erschöpfung, Depression, Angstzustände, Hormonstörungen wie Menstruationsstörungen, Impotenz

MP 20: wichtiger unterstützender Punkt bei allen entzündlichen Erkrankungen von Lunge und Bronchien
MP 9: Oedeme

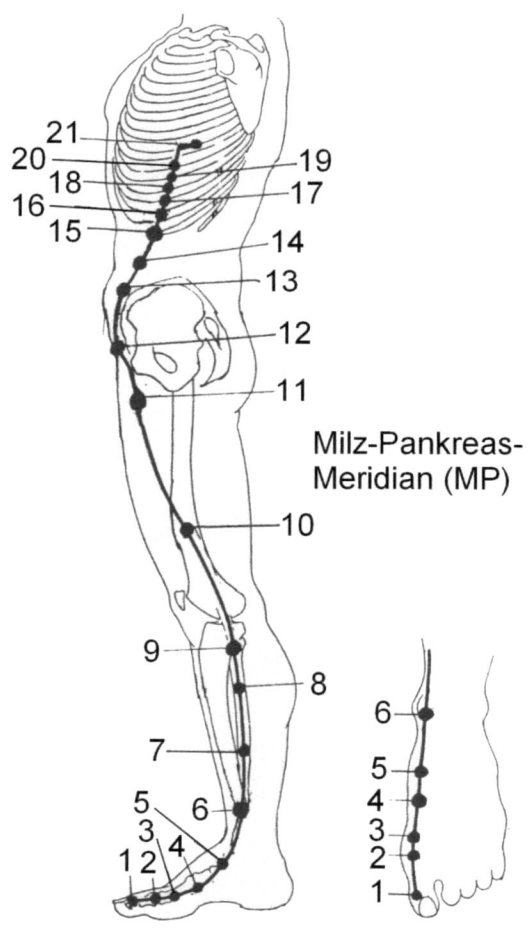

Milz-Pankreas-Meridian (MP)

- **Herz-Meridian (He) Yin:** H 1 – H 9
  ist zuständig für Herz, Blut, Blutgefäße und Kreislaufsystem; hat eine psychische Wirkung

  Störungen: Schmerzen entlang des Meridians, wie bei Ellbogen und Handgelenken, Tendovaginitis, Herzbeschwerden wie Herzangst, Beklemmung, Herzklopfen, Depression, Sprachstörungen, Oberflächlichkeit

  He 3: Wichtigster Punkt zur Stimulation des Kreislaufs und der Abwehr, bessert die Stimmung und hilft bei Depressionen.
  He 4: reguliert den Blutdruck
  He 7: Erschöpfung
  Kreislaufschwäche
  Ruhelosigkeit
  Schlaflosigkeit
  Herzschwäche
  He 9: Tonisierung des
  Herzens! bei Hypotoni

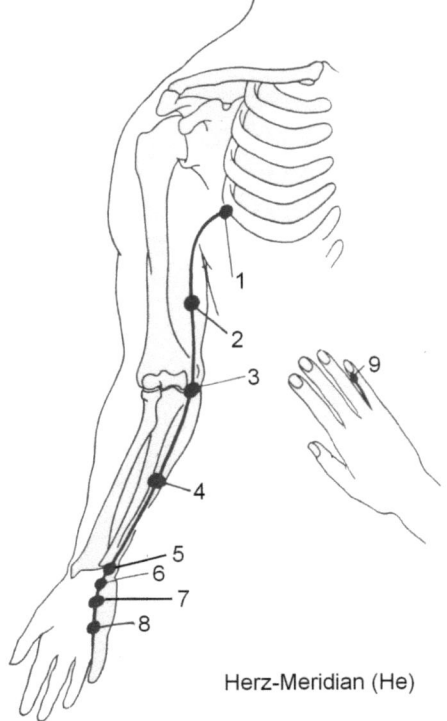

Herz-Meridian (He)

- **Dünndarm-Meridian (Dü) Yin:** Dü 1 – Dü 19
  Er versorgt den Dünndarm mit den Verdauungsdrüsen, den Gaumen und Kehlkopf, die Stimmbänder, die Ohren, sowie mit dem He die Schweißproduktion

  Störungen: Schulter- und Gelenkschmerzen, rheumatische Beschwerden, Ohrenerkrankungen

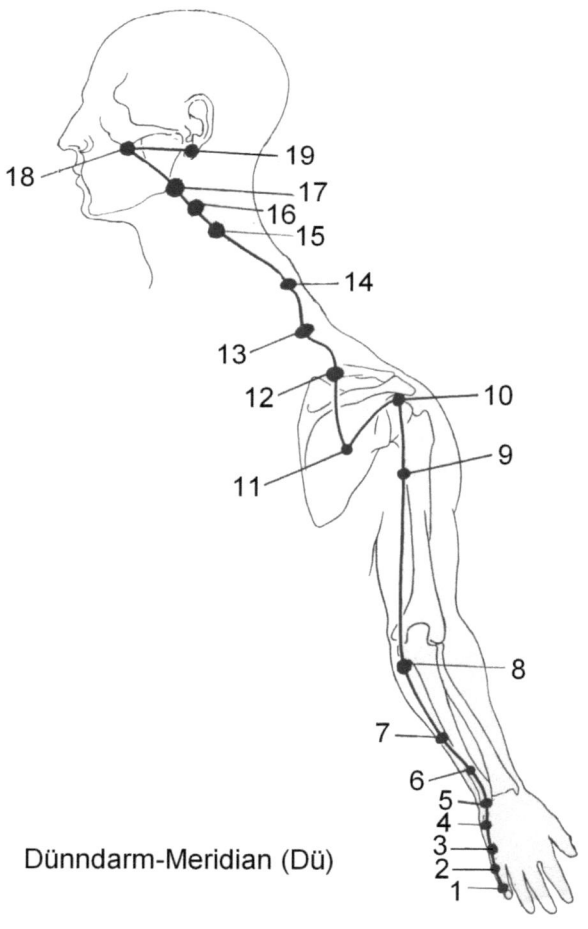

Dünndarm-Meridian (Dü)

- **Dü 1:** Kopfschmerzen, Entzündung der Milchdrüse, Stauungsbronchitis
  Dü 3: Kopfschmerzen, Nackenbeschwerden, Schmerzen im Meridianverlauf, psychische Erregungszustände, Depressionen
  Dü 9: Schulter-+Rückenbeschwerden, Ohrensausen
  Dü 11: mit Dü 1 bei Muttermilchmangel und Entzündung der Milchdrüse, Arm- und Ellenbogenschmerzen
  Dü 17: Schwellung der Lymphknoten am Hals, Tonsillitis, Gastritis
  Dü 18: Neuralgien der Gesichtsnerven, Zahnschmerzen
  Dü 19: bei allen Ohrproblemen

- **Blasen-Meridian (Bl) Yang:** Bl 1 – Bl 67
  Es liegen alle Zustimmungspunkte auf dem Blasenmeridian und dadurch hat er einen starken Bezug zu den inneren Organen. Er versorgt die Rücken- und hinteren Beinmuskeln, sowie Blase und Harnwege, Prostata, Nervensystem

  Störungen: Eine Yang - Leere schwächt alle Organe (Shu) und zeigt besonders folgende Symptome: Nykturie, Pollakisurie, Dysurie, Inkontinenz, Kraftlosigkeit, HWS – Syndrom, alle WS – Erkrankungen, Kopfschmerz, Schwindel, Stoffwechselstörungen der Zelle, aber auch agressives, bösartiges Verhalten.

  Bl 10: Dämpft den Sympathikus, regt den Parasympathikus an!
  Bl 11: Wichtigster Punkt zu Behandlung von Gelenk- und Knochenerkrankungen
  Bl 15: sehr wirksam bei hyperkinetischen Zuständen: Bewegungsunruhe, gesteigerte Bewegungstätigkeit, dämpft die übermäßige Adrenalinausschüttung

Bl 17: „Meister des Blutes", Anämiepunkt, bei hämorrhagischer Diathese
Bl 23: Sitz der Lebensenergie, stimuliert die Nebennieren
Bl 24: Atmungs – Punkt
Bl 29: HWS, BWS, LWS
Bl 38: Stärkt nach langer Krankheit, Revitalisierungspunkt
Bl 40: Fernpunkt Kreuzgegend, Rücken-, Hüft-, Knieschmerzen, Erbrechen, Durchfall, Hautprobleme, Urogenitalorgane
Bl 47: Reguliert wie MP 6 das NNR – System
Bl 54: Allergiepunkt, Folge von Antigen – Antikörper – Reaktion
Bl 60: analgetisch, Anregung der HVL – Hormonproduktion; Vorsicht bei einer Schwangerschaft!
- **Bl 67:** Anregung der der Eierstockhormone, bei Lageanomalien des Embryos, z.B bei einer Steißlage, den Punkt 10 Tage lang 3 – 5 x tgl. für 5 – 10 min. moxen; **nicht** bei Normallage!

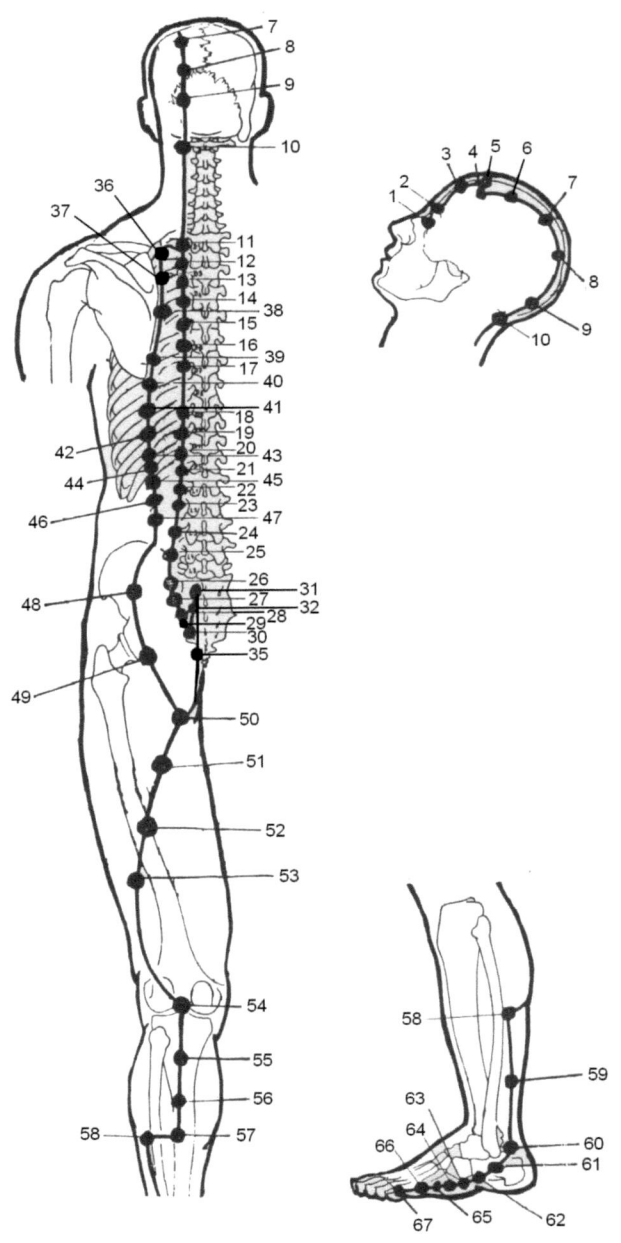

- **Nieren-Meridian (Ni)Yin:** Ni 1 – Ni 27
  wirkt auf den Hormonhaushalt, auf die Harn- und Geschlechtsorgane und den Verdauungstrakt. Außerdem versorgt er die Knochen und Gelenke, die Nebennieren und die Ohren mit Energie

  Störungen: Schmerzen und Erkrankungen entlang des Meridians, Nierenbeschwerden, Harnverhaltung, Stimulation des Urogenital – Traktes, Ödeme in Gesicht und Unterschenkel, bei entzündlichen und degenerativen Erkrankungen der Fuß- und Kniegelenke, Probleme mit Zeugung und Geburt (mit Bl)

  Ni 3: Hals-, Zahn-, Rückenschmerzen,
  Ni 7: NNR – Insuffizienz (wie MP 6)
  Ni 8: Vegetative Störungen von Atmung, Verdauung, Stoffwechsel, psychische Schwächezustände
  Ni 13: wirkt auf Eierstöcke und Hypophyse;
  Ni 27: Wichtiger Asthmapunkt

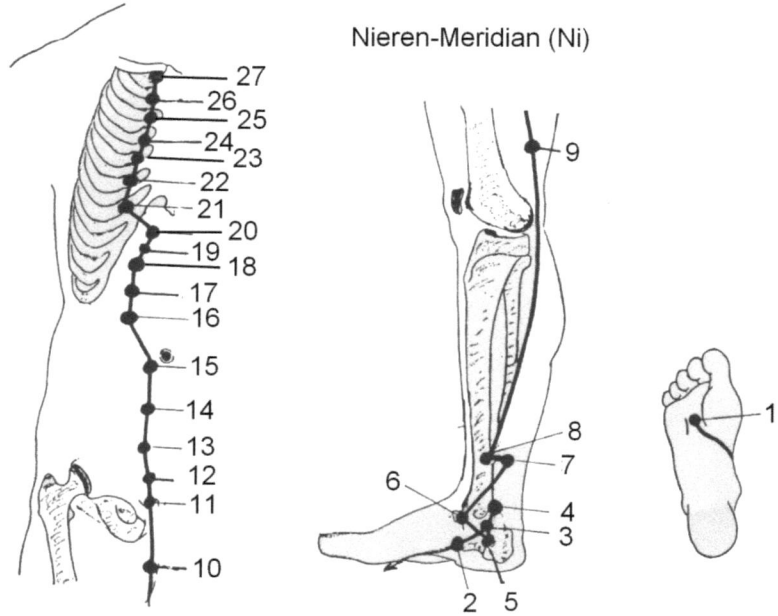

Nieren-Meridian (Ni)

- **Meridian Kreislauf/Sexualität (KS) Yin:**
 KS 1 – KS 9
 Er wird auch „Meister des Herzens" (MdH) oder „Perikardmeridian" (Pe) genannt.
 Er ist an allen Organfunktionen beteiligt und hat dadurch eine Steuerungsfunktion; eine Versorgungs- und Ausscheidungsfunktion und regelt die Sexualität, Schutzfunktion für Herz und Kreislauf, Harmonisierung energetischer Abläufe im Körper. Brustmuskulatur, Beugesehnen im Bereich der Beine, Blut, Arterien und Venen, Kreislauf, Blutdruck, Herzmuskel und Perikard werden mit Energie versorgt

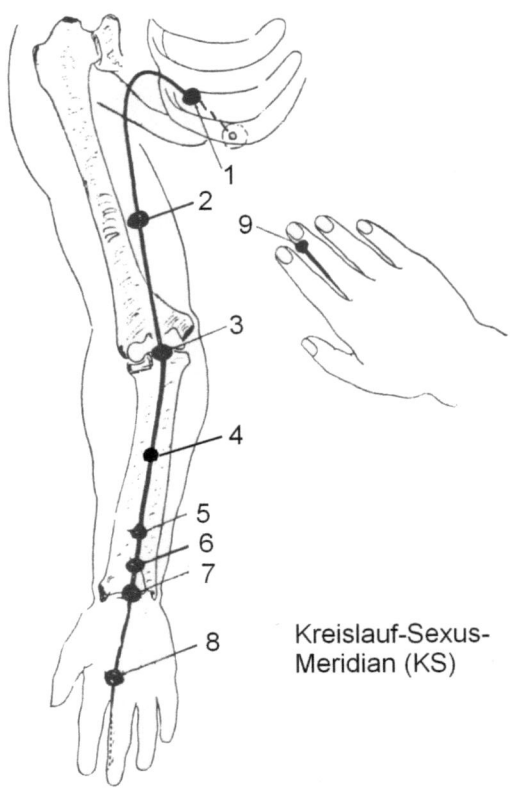

Kreislauf-Sexus-Meridian (KS)

- **Störungen:** Schmerzen und Erkrankungen im Meridiangebiet, Druck- und Spannungsgefühl in der Brust, Kreislaufstörungen, sexuelle und seelische Frustration; kalt, freudlos.

  KS 5: bei Halluzinationen, Manie, Epilepsie (mit Ni 1)
  KS 6: gleicht Yin und Yang aus, Fernpunkt Epigastrium, ventraler Thorax, hilft bei Schlaf- und Rastlosigkeit, Reisekrankheit
  KS 7: Schlaflosigkeit, Unruhe, Herzrasen, Schock
  KS 9: Kreislaufregulation, Hypertonie

- **Meridian Dreifach Erwärmer (3E) Yang:**
  3E 1 – 3E 23
  Er koordiniert die Organe in den drei Körperhöhlen: Atmungs-, Verdauungs- und Urogenitaltrakt (Sexualität) und somit den Stoffwechsel und die hormonelle Regulation

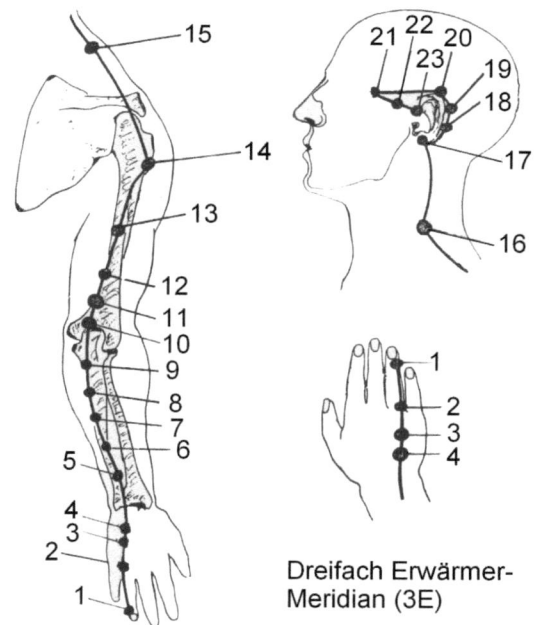

Dreifach Erwärmer-Meridian (3E)

Störungen: Schmerzen und Erkrankungen im Meridianverlauf, Erkrankungen im Ohr- und Kopfbereich, Stoffwechselstörungen, Appetitlosigkeit, Fettsucht, Magersucht, Anaemie, Muskelschwund, rheumatische Erkrankungen, endokrine Störungen, Kältegefühl, schlechte Laune und Verzweiflung

3E 3: bei Ödemen, bei schmerzhaftem Urinieren
3E 5: Beschwerden in Fingern, Hand, Nacken, Kopfschmerzen
3E 8: Sympathikuspunkt: langsame Pulsfrequenz, Hypotonie, allergische Reaktionen

- **Gallenblasen-Meridian (Ga) Yang:**
Ga 1 – Ga 44
Wirkt stark spasmolytisch. Er versorgt Gallenblase, Gallengänge und Galle, Gehirn, Gehirnzentren und Rückenmark mit Energie, sowie den seitlichen Kopf- und Nackenbereich, Hüftgelenk und äußere Beinmuskulatur

Störungen: Erkrankungen und Schmerzen im Meridianverlauf, Abmagerung, Kopfschmerzen, Schmerz und Brennen, Kolik in der rechten Bauchhälfte, Übelkeit, Blähsucht, Stoffwechselstörungen, Erkrankungen im Genitaltrakt, Paralysen, Hüfterkrankungen, Augen- und Ohrenerkrankungen, Frustrationen, launisches Verhalten, Enttäuschungen

Gba1: alle entzündlichen Augenerkrankungen
Ga 2 + 10: alle Ohrenprobleme
Ga 20: dämpft den Sympathikus, HWS – Syndrom, Fieber und Erkältung
Ga 29: LWS – Syndrom
Ga 30: Schmerzpunkt bei HWS, BWS, LWS;
Ga 39: wichtig für die Kallus- und Leukozytenbildung, Steigerung der Abwehr

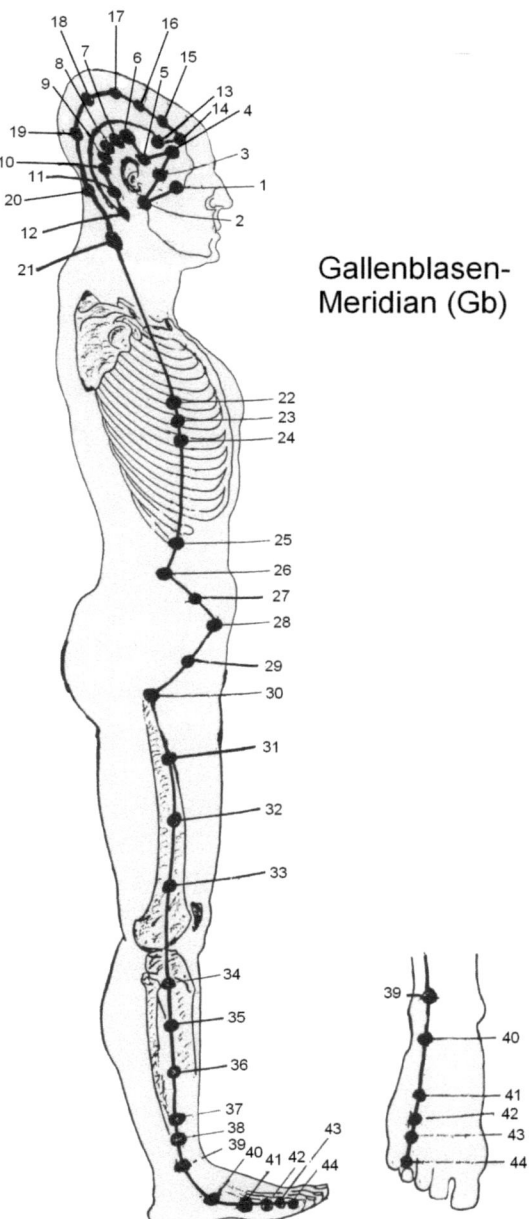

Gallenblasen-Meridian (Gb)

- **Leber-Meridian (Le) Yin:** Le 1 – Le 14
  Er steuert die Funktionen des Stoffwechsels, der Muskeln, der Verdauungsorgane, der Sexualität und versorgt die Leber, den Sehvorgang der Augen, Blut, Hüfte und Oberschenkel mit Energie
  Die **Leber** ist wichtig für alle Körperfunktionen. Wir finden bei Störungen Müdigkeit und Desinteresse, die erklärt wird durch mangelnde Zufuhr von Energie und Vergiftung des Körpers, da die Entgiftung durch die Leber nicht mehr funktioniert

  Störungen: Erkrankungen und Schmerzen im Meridianverlauf, Lebererkrankungen, Intoxikationen, Müdigkeit, Darmstörungen, Erbrechen, Energieverschwendung, Depressionen, Erkrankungen der Geschlechtsorgane, Verhaltensstörungen

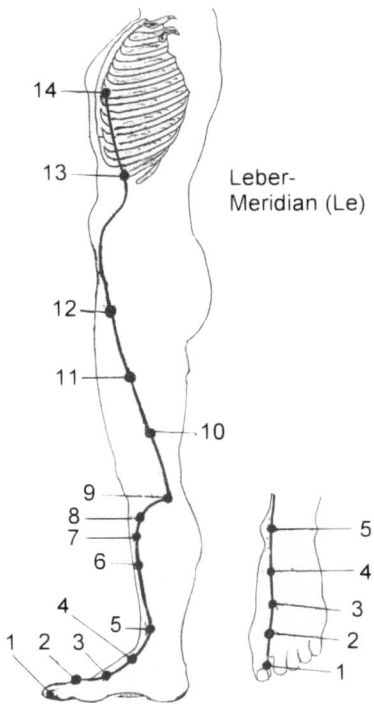

Leber-Meridian (Le)

- **Konzeptionsgefäß (KG) Yin:** KG 1 – KG 24
  Er verläuft in der vorderen Mittellinie des Körpers

  Funktion: „Mutter des Yin", gilt als Kraftreservoir der Yin-Meridiane, sediert das LG; verschiedene Mu-Punkte liegen auf dem KG

  KG 3: entgiftet und reinigt den Körper, Mu-Punkt Blase
  KG 4: bei Schwangerschaft absolut kontraindiziert
  KG 5: bei Oedemen
  KG 6: tonisierend, bei Diarrhoe
  KG 8: tonisierend
  KG 9: bei Oedemen

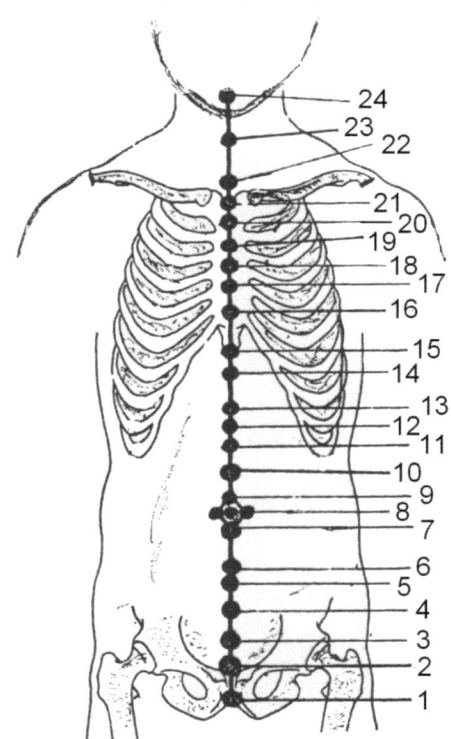

Konzeptionsgefäß (KG)

- **Lenker- (Gouverneurs-) gefäß (LG, GG) Yang:**
LG 1 – LG 28; er verläuft in der rückwärtigen Mittellinie
Funktion: „Vater des Yang", unspezifische, stimulierende Reizung des ZNS (Zentralnervensystems), der Psyche, aller Organe und den Sexualbereich. Tonisierung bewirkt eine Sedierung des KG.

LG 4: wärmt das Nieren – Yang, wird häufig gemoxt, vertreibt Nierenprobleme
LG 7: strafft die Muskulatur, bei Schwäche der Wirbelsäule (WS)
LG 13: immunstimulierend
LG 14: Wirkung auf alle Yang – Meridiane, hilft bei allen Windkrankheiten (Erkältungen, Husten, Frösteln,..), ist immunstimulierend und vertreibt die Hitze (Fieber, ..), wichtiger Punkt bei Erkrankungen der WS, ist entzündungshemmend
LG 15: Punkt zur Blutreinigung
LG 19: wichtiger Akupunkturpunkt bei energetischer Schwäche, Depressionen, Erschöpfung, Schlaflosigkeit, Konzentrationsmangel,
LG 20: der höchste Punkt, das oberste Yang; sediert die Gedanken, öffnet das Herz

Lenkergefäß (LG)

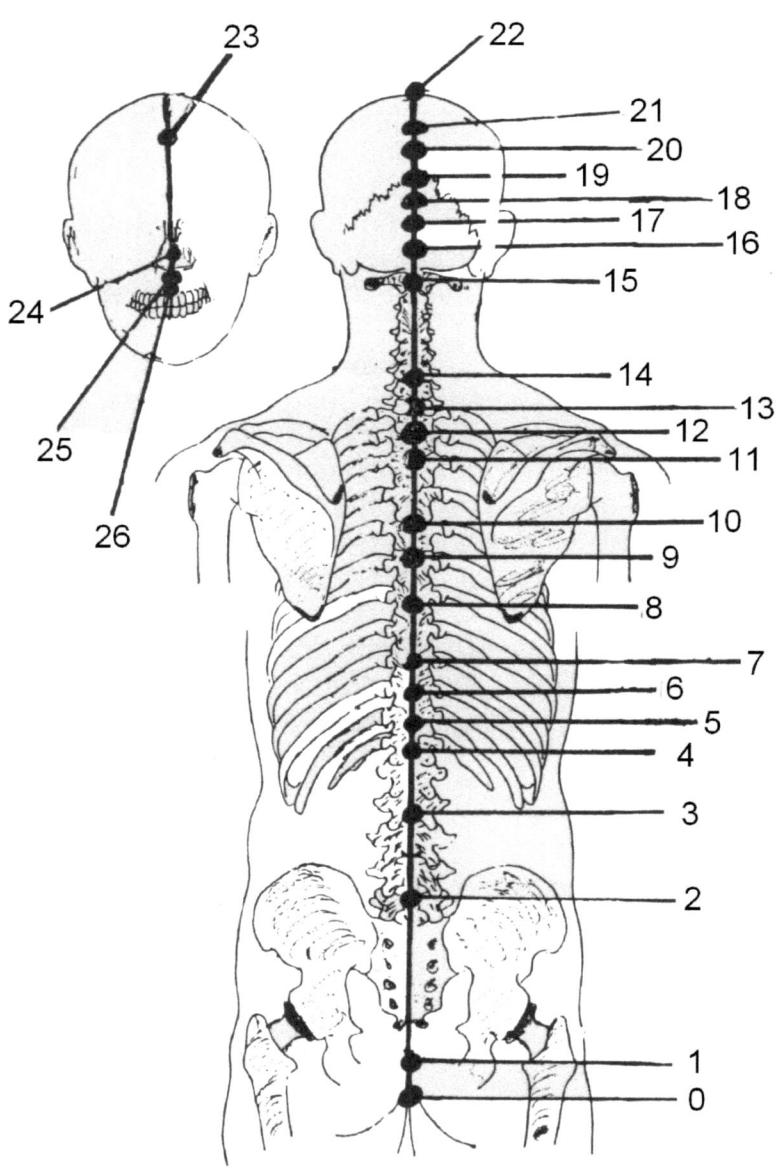

Shu- (Zustimmungs-)punkte

Man findet am Blasenmeridian paravertebral (neben der Wirbelsäule) gelegen die **Zustimmungspunkte** aller Meridiane an den entsprechenden Brustwirbeln (BW) und Lendenwirbeln (LW) segmental angeordnet. Sie entsprechen jeweils einem inneren Organ.

Die TCM kennt den Zusammenhang bestimmter Punkte mit inneren Organen, der auch in der modernen Medizin bekannt ist. Man versteht darunter Zusammenhänge und Steuerung durch das vegetative Nervensystem.

In der TCM haben Veränderungen und Schmerzen in den Shu-Punkten diagnostische Bedeutung, die durchaus auch in der westlichen Medizin Bedeutung haben.
Bei einer Unter- oder Überfunktion, also einem krankhaften Yin- oder Yangzustand des jeweiligen Organs, kann man Veränderungen an der Haut oder im Muskelbereichs feststellen.

Beim Tasten stellen sie sich als harte, zähsulzige, auf kräftigen Druck schmerzhafte Stellen dar. Sie können aber auch prallelastisch und schon bei leisester Berührung schmerzhaft sein.

Wo liegen die Shu-Punkte?

- **Bl 13** – 3.BW – **Lunge**
- **Bl 14** - 4.BW – **Kreislauf**→ Hypertonie, Hypotonie
- **Bl 15** – 5.BW – **Herz** → ausgleichende Wirkung auf den Herzmuskel, Brady-, Tachykardie, Angst
- **Bl 16** – 6.BW – **Konzeptionsgefäß** → Intercostalneuralgie
- **Bl 17** – 7.BW – **Shu-Punkt des Zwerchfells** → Schluckauf, Roemheld

- **Bl 18** – 9.BW – **Leber** → Hepatopathie, harnsaure Diathese
- **Bl 19** – 10.BW – **Galle** → Gallenblasen-Erkrankungen
- **Bl 20** – 11.BW – **Milz/Pankreas** → Wirkung auf das Lymphsystem, Verdauungsstörungen
- **Bl 21** – 12.BW – **Magen**
- **Bl 22** – 1.LW – **3fach-Erwärmer** → Urogenital-Erkrankungen, Impotenz, Stoffwechselstörungen
- **Bl 23** – 2.LW – **Nieren** → chronische Nieren- und Blasen-Erkrankungen, fördert die Cortison-Ausschüttung
- **Bl 25** – 4.LW – **Dickdarm**→ Obstipation, Lumbago
- **Bl 27** – seitlich vom 1. Foramen sacrale – **Dünndarm** → Lumbago, Diarrhoe
- **Bl 28** – seitlich vom 2. Foramen sacrale – **Blase** → Lumbago, Ischias, Cystitis, Bettnässen

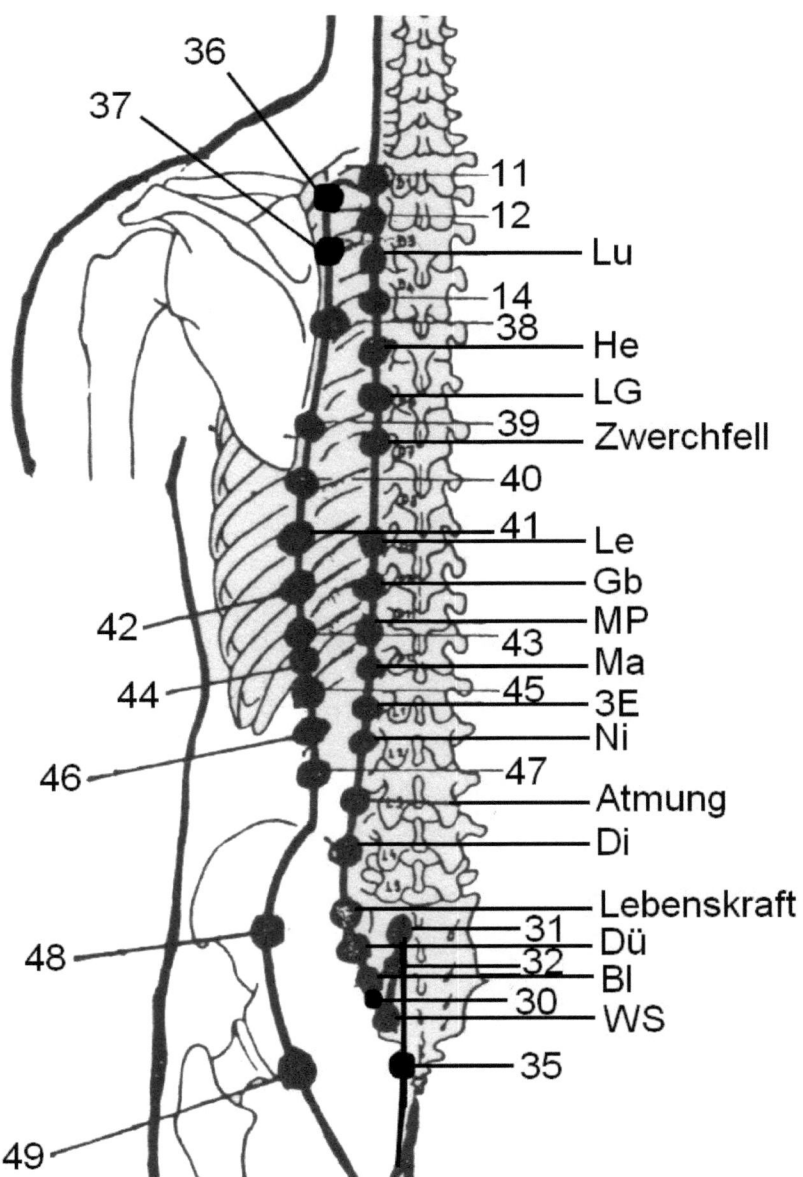

Mu- (Alarm-)punkte

Sie befinden sich am Rumpf und entsprechen jeweils einem inneren Organ in der Nähe. Bei Erkrankungen des entsprechenden Organs wird dieser Punkt druckempfindlich oder verändert seine tastbare Konsistenz. Sie geben so wertvolle diagnostische Hinweise.

Wo liegen die Mu-Punkte?

- **KG 14** = Herz
- **Lu** = Lunge
- **KS 1** = Atemtrakt
- **KG 12** = Magen
- **Ma 25** = Dickdarm
- **Ga 25** = Niere
- **Ga 24** = Gallenblase
- **KG 17** = Kreislauf
- **KG 5** = 3fach-Erwärmer
- **KG 4** = Dünndarm
- **KG 3** = Blase
- **Le 14** = Leber
- **Le 13** = links – Milz/Pankreas
  = rechts – Gallenblase
- **Bl 2** = Magen- und Leberstörung
- **Bl 4** = Aorta

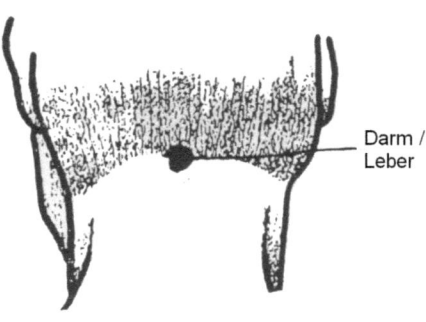
Darm / Leber

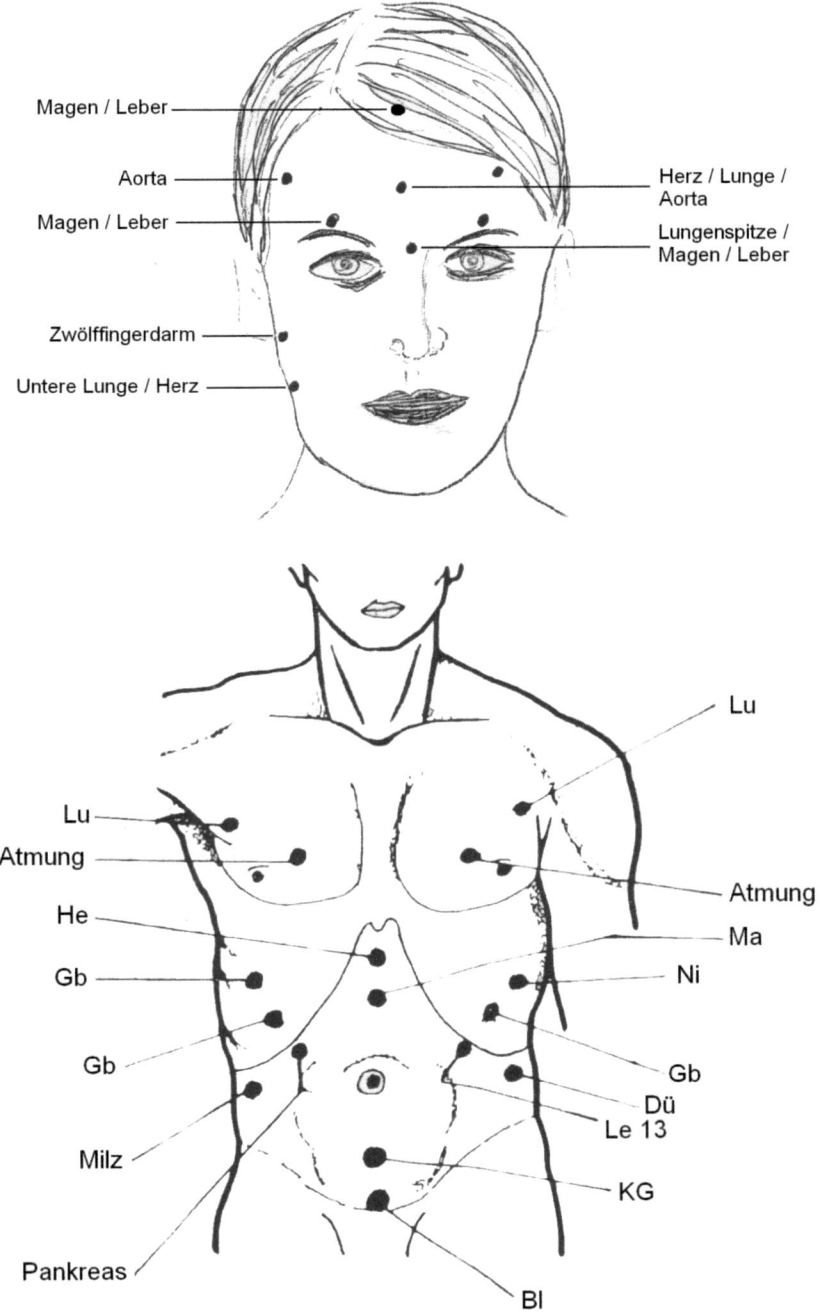

Ohrpunkte sind **Alarmpunkte!**
Die Punkte sind druckempfindlicher als die Umgebungspunkte und können sich auf Reizung röten. Dabei wird bei Rechtshändern das linke Ohr, bei Linkshändern das rechte Ohr stimuliert.
Sie werden kräftig mit dem Fingernagel oder einem Stäbchen gedrückt und das kann schmerzhaft sein.

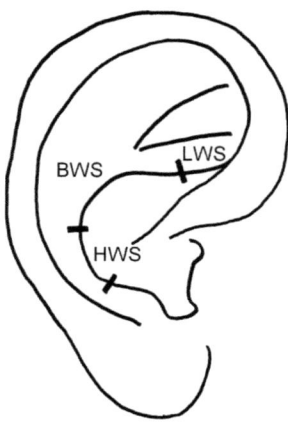

AhShi- (lokale Schmerz-)punkte

Sie sind unabhängig von den Meridianen und entsprechen den im Westen bekannten **Triggerpunkten.** Sie sind leicht zu finden, da sie druckschmerzhaft sind. Sie befinden sich im entsprechenden Bereich, z.B. am Rücken, am Arm, am Oberschenkel,... Bei der Massage werden sie kräftig gedrückt, das anfangs sehr schmerzhaft sein kann.

Ting- (Terminal-)Punkte

sind Anfangs- oder Endpunkte der Meridiane. Hier tritt Energie in die Yang-Meridiane ein und fließt aus den Yin-Meridianen aus. Sie haben eine anregende Wirkung und sind **Notfallpunkte**: z.B.:

- **LG26** genau in der Mitte der Furche zwischen Nase und Oberlippe: bei epileptischen Anfällen, Ohnmacht (mit dem Daumennagel kräftig drücken)
- **LG25** auf der Nasenspitze: bei Alkoholvergiftung, muss allerdings sehr tief gestochen werden
- **He9** bei Ohnmacht, Herzanfall, Beklemmung
- **Ni1** bei Bewusstlosigkeit, Krampfanfällen, Erregungszustände

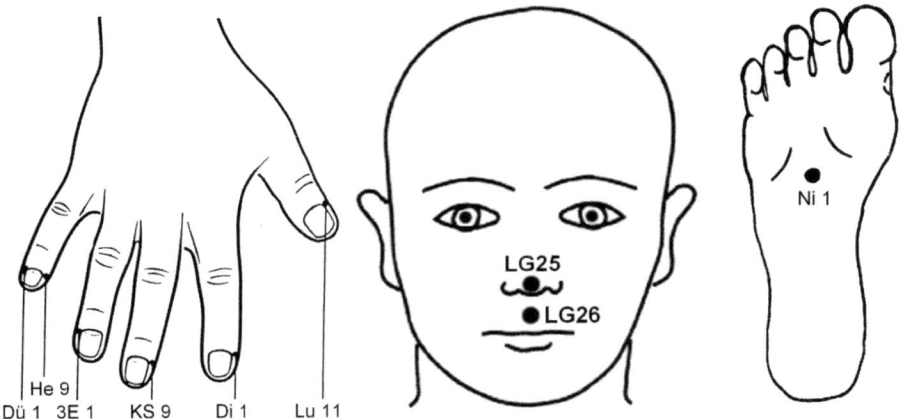

Punkte außerhalb der Meridiane (PaM)

Diese Punkte liegen nicht auf den Meridianen.

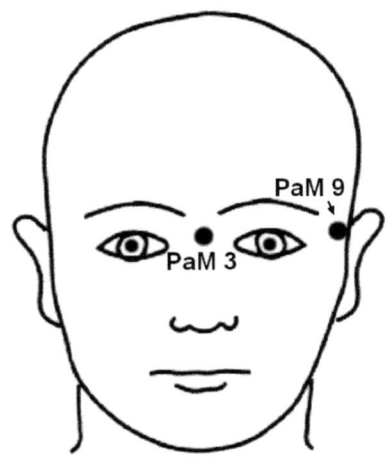

Die Massage

Eine der ältesten und bekanntesten Heilmethoden ist die Massage. Sie ist eine der wirksamsten und vielseitigsten Therapien bei vielen Erkrankungen.

Es ist bekannt, dass sie in China seit etwa 5000 Jahren angewandt wird. Erste bis heute erhaltenen Aufzeichnungen stammen aus 2600 v. Chr.

Aber auch altgriechische und altrömische Heilkundige wussten deren Wirkung zu schätzen. So schrieb Hippokrates bereits 500 v. Chr. über die Behandlung von schmerzenden und steifen Gelenken: „Die beste Heilmethode ist täglich ein wohlriechendes Bad und eine Ölmassage".

Die Wirkung der Massage

Die Massage hat eine umfassende Wirkung. Der Körper wird durch Streichen, Klopfen, Kneten, Drücken bearbeitet.

- **Die Wirkung auf das seelische Befinden:** schon für die körperliche und seelische Entwicklung von Babys ist das Berühren und Streicheln immens wichtig.

    Zwischen Haut und Seele besteht eine enge Wechselwirkung. Das Streicheln beruhigt, es kommt zur Freisetzung von Wachstumshormonen.

    Babys, die keinen oder nur geringen Körperkontakt erhalten, bleiben in ihrer körperlichen, emotionalen und geistigen Entwicklung zurück.

Aber auch vielen Senioren fehlt diese Berührung. Dadurch können nicht nur Depressionen, sondern auch körperliche Krankheiten ausgelöst werden. Durch Massage werden Endorphine, die sogenannten Glückshormone, ausgestoßen, die Spannungen abbauen und beruhigen.

Angsterkrankungen können ebenfalls Verkrampfungen und Schmerzen auslösen.

In den USA gibt es in Krankenhäusern die therapeutische Berührung **„Therapeutic Touch",** die z.B. nach Operationen eine schnellere Heilung bewirkt. Dieses „Heilen durch Handauflegen" ist auch in Europa bekannt, wird allerdings oft als Bereich der Parapsychologie gedeutet.

- **Die Wirkung auf die Haut:** sie wird besser durchblutet, dadurch der Stoffwechsel gesteigert und der Spannungszustand der Haut verbessert.

- **Die Wirkung auf Muskeln:** Verspannungen und Verhärtungen in der Muskulatur werden abgebaut, Flüssigkeitsansammlungen im Gewebe abgeführt, die Muskulatur besser durchblutet. Dehnung und Lockerung der Muskulatur haben eine Wirkung auf das vegetative Nervensystem

- **Die Wirkung auf innere Organe:** Massage fördert den Blutkreislauf, der Blutdruck und die Pulsfrequenz wird gesenkt, Verdauung, Stoffwechsel und Lymphfluss wird angeregt

Was ist Tui-Na-AnMo?

Sie ist ein wichtiger Bestandteil der traditionellen chinesischen Medizin und wird wie die Akupunktur und Moxibustion (Wärmeeinwirkung auf Akupunkturpunkte) als **„äußere Therapie" (waizhi)** bezeichnet, im Gegensatz zur **„inneren Therapie" (naizhi),** bei der Arzneimitteln eingenommen werden.

So wurde die Basisbehandlung **An** (drücken) **Mo** (streichen) bereits 2700 v. Chr. erwähnt. Etwa 700 v. Chr. entwickelte sich daraus die therapeutische Form **Tui** (schieben) **Na** (greifen), etwa 540 v. Chr. wurde das erste TuiNa-Krankenhaus erbaut (Wei-Dynastie).

Es gibt dabei verschiedene Techniken mit der Hand. So werden bei dieser Form der Massage mit Fingern, Handballen, Handfläche, Faust verschiedene Energie-punkte (Akupunkturpunkte) gedrückt oder großflächig gerollt, geschoben, gerieben, beklopft, vibriert oder es werden aktive und passive Bewegungen durchgeführt.

Werden nur bestimmte Punkte stimuliert, so sprechen wir von **Akupressur.** Die Wirkung entspricht der der Akupunktur, allerdings wird dabei die Haut nicht verletzt. Werden entsprechende Punkte mit Wärme (Infrarot, Laser, Kegel aus Beifuß-Kraut,...) gereizt, bezeichnet man das als **Moxibustion.**

Die Technik ist einfach und effektiv. Ziel von TuiNa-AnMo ist die Wiederherstellung des Gleichgewichtes zwischen Yin und Yang, und somit die Auflösung von Energieblockaden in den Meridianen. Sie stimuliert die Zirkulation von Blut und Energie, vermindert Schmerzen und Muskelverspannungen, reguliert die Funktionen des Körpers und stärkt das Immunsystem.

TuiNa-AnMo hilft bei gestörten, nicht jedoch bei zerstörten Funktionen. Es ist nicht nur eine Behandlungsform bei Krankheiten, sondern dient auch der Gesunderhaltung und dem Wohlbefinden des Körpers.

Viele Störungen im Bewegungsapparat können nach genauer Diagnose ohne einen chirurgischen Eingriff behandelt werden. Gelenke werden beweglicher, die Muskulatur gedehnt und entspannt, Schmerzen gelindert, Verspannungen gelöst.

Es werden aber nicht nur orthopädische Krankheiten behandelt. Auch bei anderen Beschwerden kann TuiNa-AnMo sehr hilfreich sein.

TuiNa-AnMo ist kein Wundermittel, um jede Krankheit zu behandeln, es ist jedoch eine empfehlenswerte Methode um Krankheiten vorzubeugen oder eine ärztliche Therapie zu unterstützen.

TuiNa-AnMo

- hilft bei Verstopfung
- steigert die körpereigenen Abwehrkräfte
- löst den Schleim bei chronischer Bronchitis und die durch das Husten entstandenen Muskelverspannungen im Rücken
- unterstützt die Ausscheidungsfunktionen, versorgt durch die Anregung des Blutkreislaufs den Körper mit ausreichend Sauerstoff und Nährstoffen
- mobilisiert die Gelenke, beseitigt Schwellungen
- lindert Schmerzen
- harmonisiert den gesamten Organismus

Wann darf TuiNa-AnMo nicht angewendet werden?

- bei offenen Wunden und Störungen der Wundheilung
- bei Abszessen, Phlegmonen und anderen entzündlichen Haut- und Unterhaut-Erkrankungen
- bei frischen Knochenbrüchen, Verrenkungen
- bei Herzbeschwerden
- bei Infektionskrankheiten und anderen schweren Erkrankungen
- bei inneren Blutungen
- bei Schwangerschaft nur bedingt anwendbar.

Die Technik

Durch TuiNa-AnMo wird das Gleichgewicht zwischen Yin und Yang wieder hergestellt. Gezielte Massagegriffe lösen Stauungen von Qi und Blut auf und regen den Energiefluss wieder an. Es werden Meridiane und entsprechende Akupunkturpunkte, wie auch die AhShi-Punkte stimuliert.

Dabei unterscheiden wir folgende Techniken:

- **Tui = schieben.** Je nach Größe der zu behandelnden Fläche wählen Sie Fingerspitzen, Daumen, Faust, Ellbogen, eine oder beide Handflächen und schieben mit mäßigem Druck in eine Richtung, gleiten zurück und schieben wieder in die gleiche Richtung. Mit Tui massiert man vor allem Meridianverläufe wie am Rücken, Armen oder Beinen.
  Schieben mit der Handkante oder dem Handballen hilft bei Verspannungen im Rücken.

  Wirkung: krampflösend, schmerzlindernd, kreislauffördernd, anregend, entspannt Muskeln und Sehnen

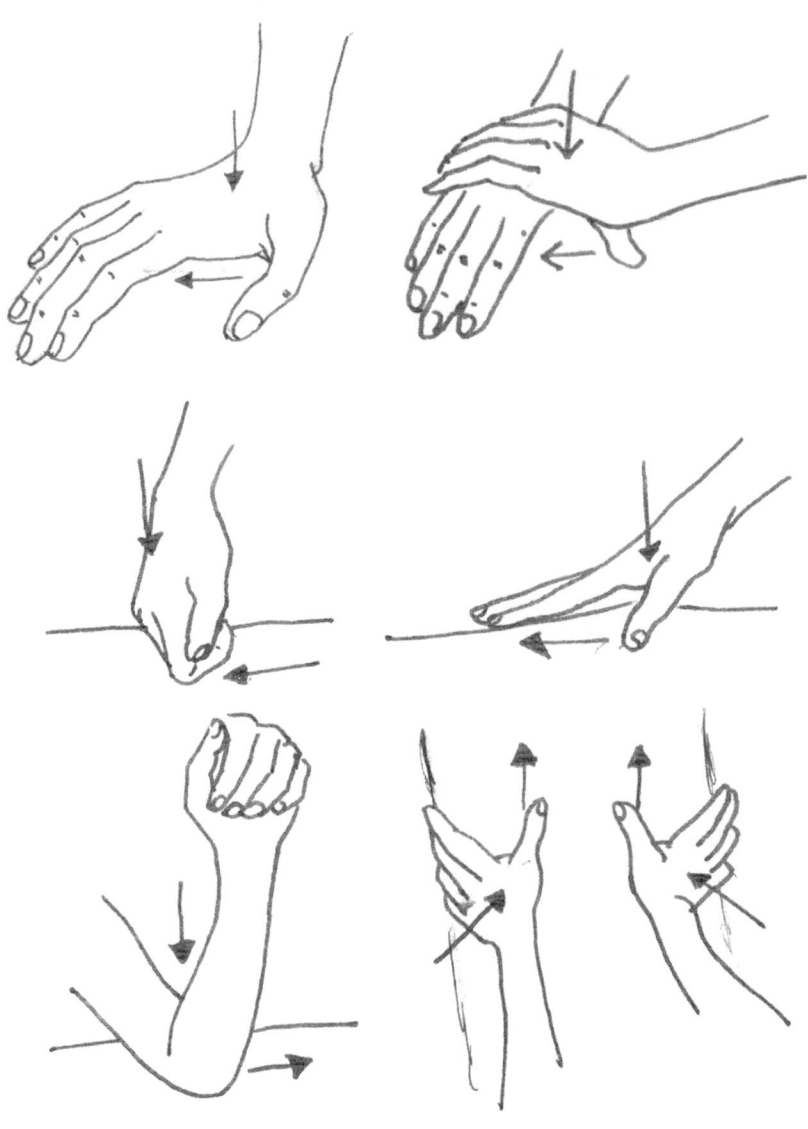

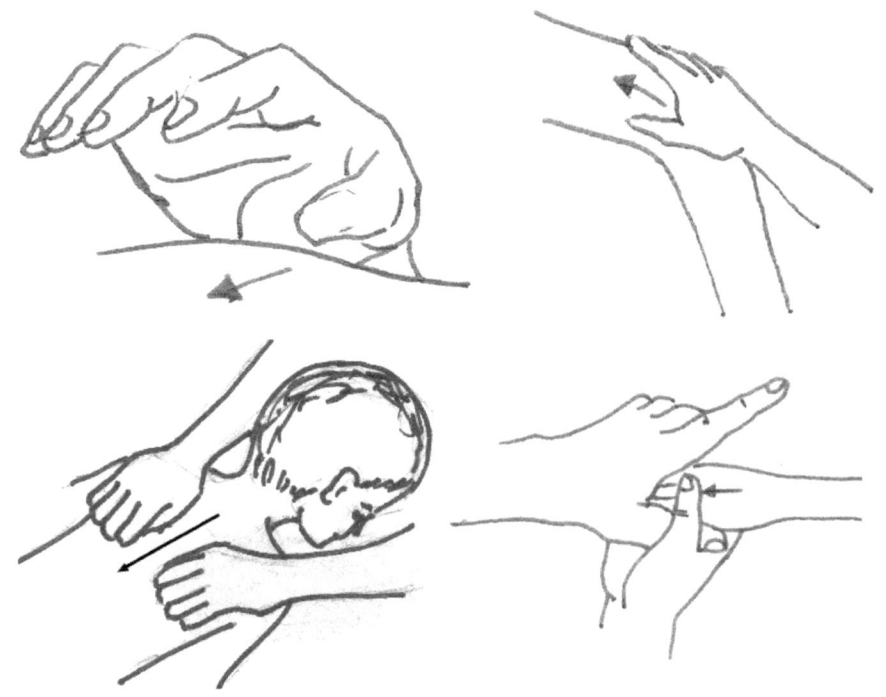

- **Na = kneifen.** Daumen, Zeige- und Mittelfinger oder Daumen und vier Finger bilden eine „Zange". Damit werden ein bestimmter Akupunkturpunkt, Muskeln oder Sehnen mit leichtem Druck gekniffen und wieder losgelassen. Kneifen wirkt stark reizend und durchblutungsfördernd und kann schmerzhaft sein. Deshalb sollten Sie diese Technik bei kleinen, empfindlichen Kindern nur sehr vorsichtig oder gar nicht anwenden.

Wirkung: krampflösend und anregend; kann bei oberflächlichen Verletzungen der Weichteile erfolgreich angewendet werden.

Im Bereich der Wirbelsäule wird es bei Zerrungen und Krämpfen der Muskulatur eingesetzt. Muskelverspannungen, besonders im Schulter- und Rückenbereich, werden damit behandelt. Es stärkt die Abwehrkräfte des Körpers.

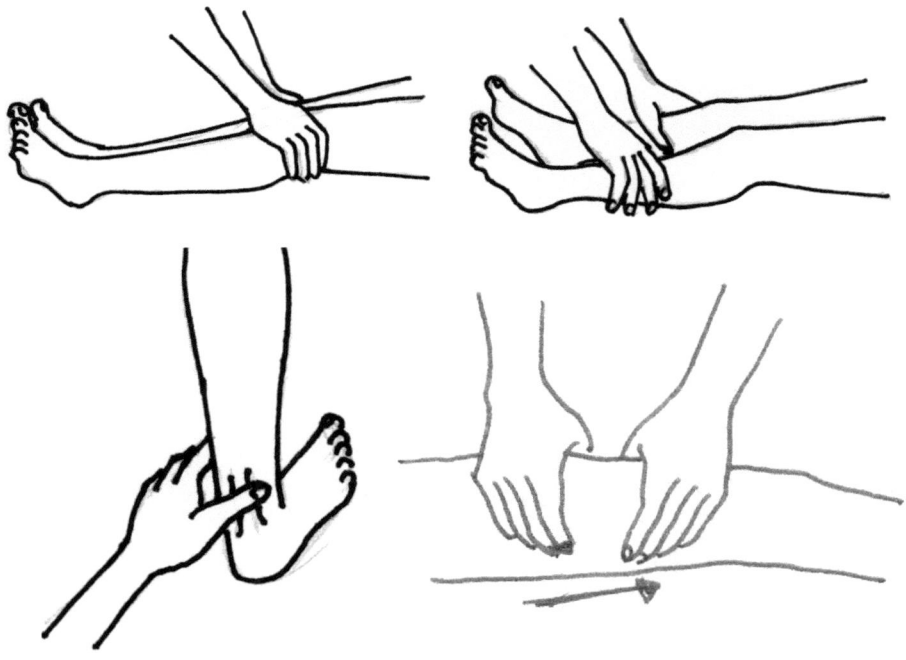

- **An = drücken.** Dabei wird ein Akupunkturpunkt oder eine Fläche mit Daumen, Mittelfinger, Fingerknöchel, Fingernagel, mit einer oder beiden Handflächen oder dem Ellbogen immer senkrecht gedrückt. Es wird entweder langsam ein immer stärker werdender Druck aufgebaut und nur kurz gehalten oder ein rhythmischer, mittlerer Druck ausgeübt.
Es gibt verschiedene Hilfsmittel zur Stimulierung des Akupunkturpunktes aus Holz, Metall, Kunststoff, Jade,...

Schnelles Eindrücken mit der Handfläche (immer senkrecht) wird meist bei schmerzhaften Blockaden angewendet. So werden die Durchblutung angeregt und die Gelenke korrigiert.

An Knie und Ellbogen wird dies auch mit dem Daumen ausgeführt. Dabei wird das Gelenk mit einer Hand festgehalten und mit dem Daumen der betroffene Bereich nach unten eingedrückt, die andere Hand beugt das Gelenk leicht ziehend.

Wirkung: schmerzlindernd

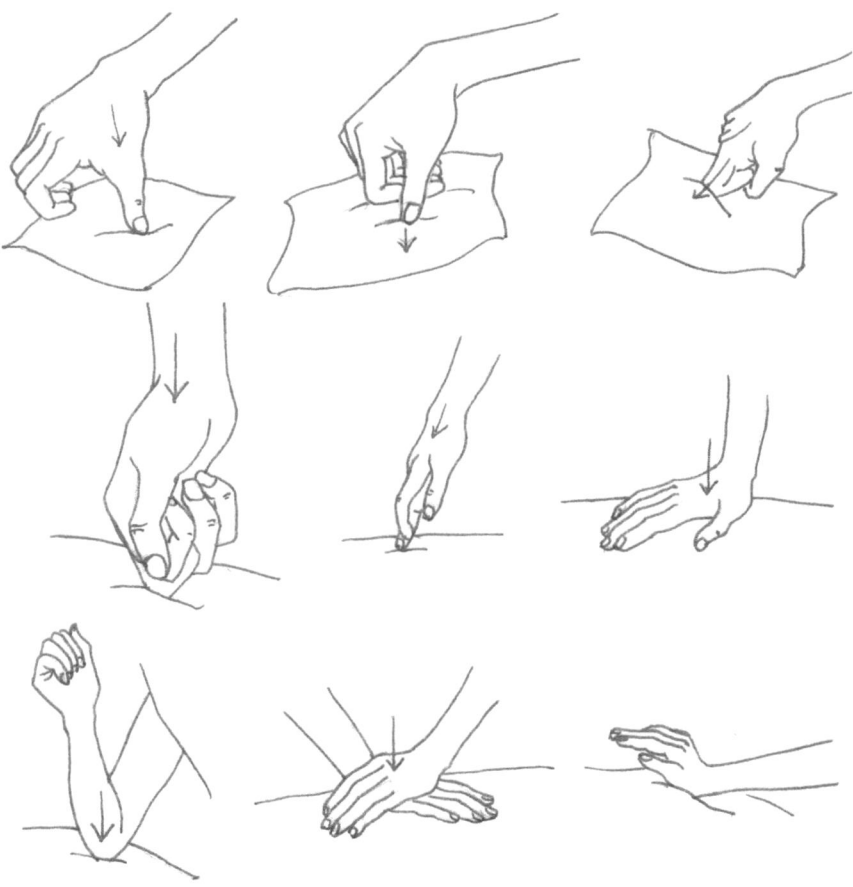

- **Rou = kreisendes und knetendes Drücken:** mit gleichmäßigem Druck werden kreisende und knetende Bewegungen mit dem Daumen oder dem Mittelfinger etwa 120 bis 160 x pro Minute im oder gegen den Uhrzeigersinn durchgeführt. Dabei werden Muskeln und Bindegewebe massiert.

Wirkung: verdauungsanregend, abschwellend, schmerzlindernd

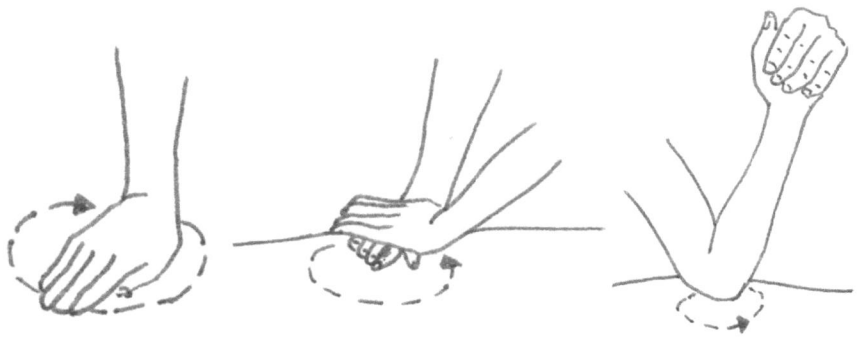

- **Mo = kreisförmiges Reiben oder Streichen** mit Handballen, Ellbogen, Finger oder Daumen, z.B. am Rücken, Nacken, Unterleib zur Lockerung der Muskulatur. Dabei entsteht Wärme, das den Effekt dieser Technik zusätzlich fördert.
Beidhändiges leichtes Hin- und Herreiben entspannt und wirkt beruhigend. Meist wird es an den Gliedmaßen oder am Rücken angewendet.
Am Kopf wird diese Technik mit Daumen und Zeigefinger durchgeführt.

Wirkung: schmerzlindernd, abschwellend, stärkend (innere Organe wie z.B. Magen, Milz, Leber usw.).

Beim **starken Reiben** werden die betroffenen Gliedmaßen zwischen beide Handflächen genommen und die Hände mit Druck entgegengesetzt bewegt. Meist wird diese Technik am Ende einer kräftigeren Massage angewendet.

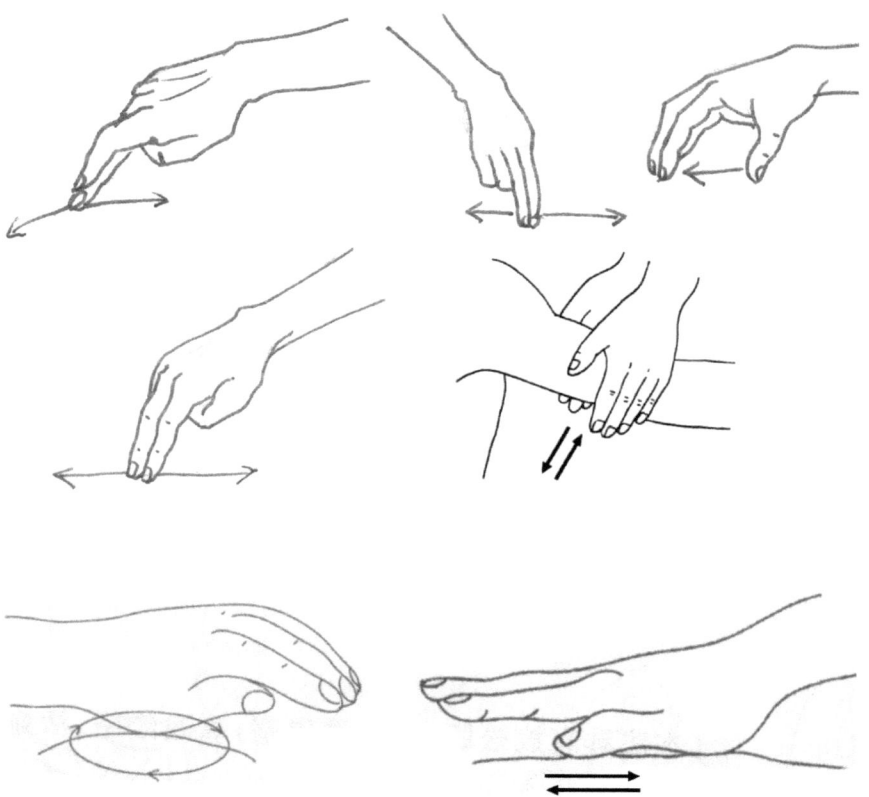

- **Ma = wischen.** Hier werden beide Hände oder Daumen von einem Punkt aus langsam und gleichmäßig mit leichtem Druck nach außen geschoben, z.B. an der Stirn.

Wirkung: beruhigend; kräftigt die Haut

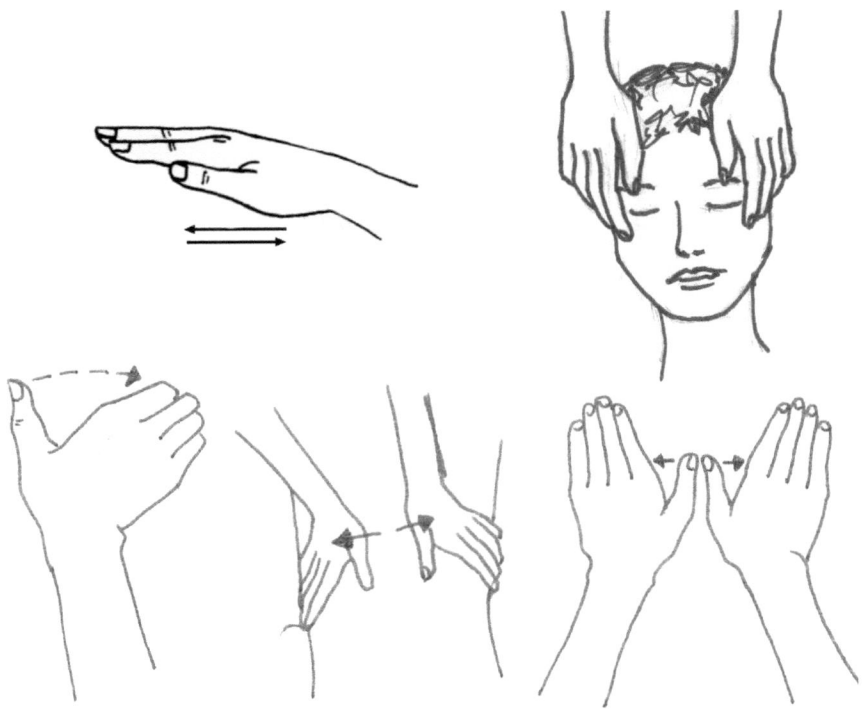

- **Qia = zwicken.** Der entsprechende Akupunkturpunkt wird mit Daumen, Zeige- und Mittelfinger (nicht mit den Fingernägeln!) mit festem Druck gezwickt. Das kann weh tun. Achten Sie darauf, dass die Schmerzschwelle nicht überschritten wird.

  Wirkung: abschwellend, stimuliert die Akupunkturpunkte

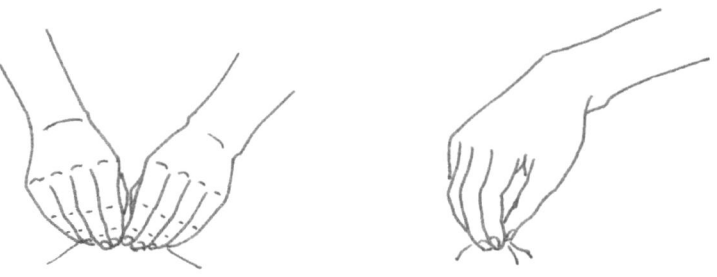

- **Gun = rollen.** Die leicht gekrümmte, auf den Muskel aufgelegte Handkante oder das Handgelenk wird mit leichtem bis mittlerem Druck hin und her gerollt. Achten Sie auf gleichmäßige rhythmische Bewegungen.

  Wirkung: Anregung der Durchblutung, hilft bei Verspannungen und Schmerzen in Muskeln und Sehnen; bei Schmerzen im Gesäß und unterem Rücken; stärkt die Knochen.

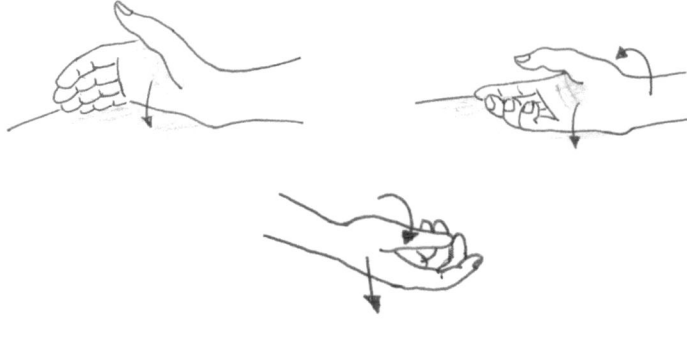

- **Pai = klopfen** mit den Fingerkuppen, der Handfläche oder dem Handrücken wird meist am Ende einer Behandlung durchgeführt.

  Wirkung: hilfreich bei Muskelverspannungen und Gliederschmerzen

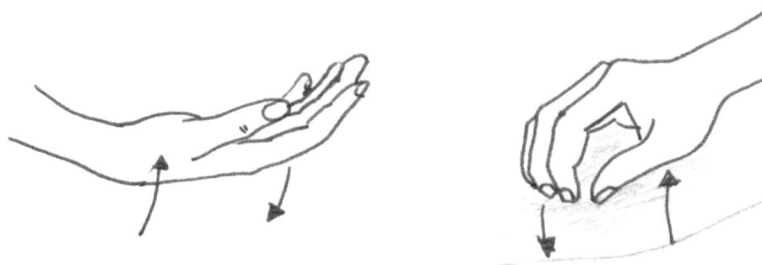

- **Ca = reiben** mit der Handfläche etwa 100 – 120 mal pro Minute.

  Wirkung: z.B. bei Beschwerden in der Lendengegend oder am Brustkorb, im Schulterbereich oder am Bauch

- **Da (11) = schlagen**
  Es gibt hier verschiedene Möglichkeiten:
  1. Schlagen mit der hohlen Faust
  2. Schlagen mit der gekrümmten Handfläche
  3. Schlagen mit der Handwurzel
  4. Schlagen mit dem Handrücken
  5. Schlagen mit der Handkante (gespreizte Finger)

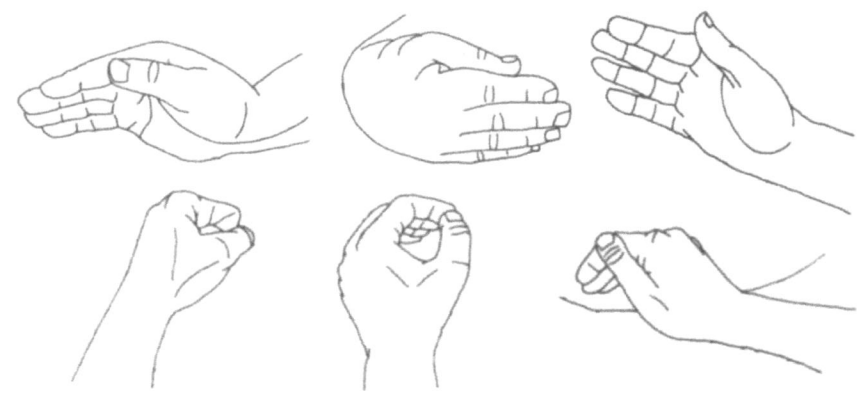

- **Wirkung:** lindert Muskelschmerzen und -krämpfe, hilft bei Erschöpfung und wirkt anregend.

- **Kou= trommeln.** Mit Fingerspitzen oder leichter Faust wird am Rücken, an der Schulter oder an den Gliedmaßen entspannt aus dem Handgelenk „getrommelt". So erreicht man tiefliegende Muskeln und ihre Ansätze an Knochen oder Gelenken.

  Wird meist am Ende einer Massage durchgeführt.

  Wirkung: gut zur Muskelentspannung

- **Intervall-Trommeln:** Bei Quetschungen oder Prellungen des Brustkorbs liegt eine Hand flach auf der verletzten Stelle, mit der anderen Hand bildet man eine hohle Faust und schlägt leicht auf den Handrücken.

- **Bashen = Extension.** Strecken und Beugen der Gelenke unterstützen das Beweglich machen der Gelenke und die Bildung von Gelenkflüssigkeit. Dies geschieht vorsichtig und ohne Kraftanwendung. Dabei unterstützt die rechte Hand das Gelenk, die linke bewegt die Gliedmaße.

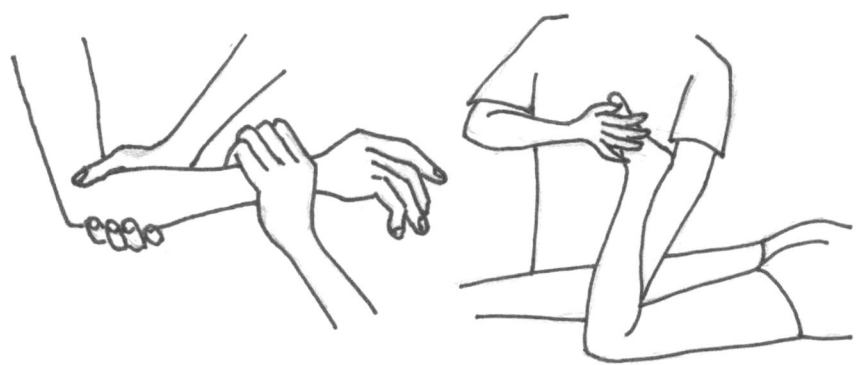

- **Dong = wiegen um die Längsachse des Gelenks** vermindert eine Gelenkversteifung. Die Bewegung wird nach und nach vorsichtig ausgedehnt.

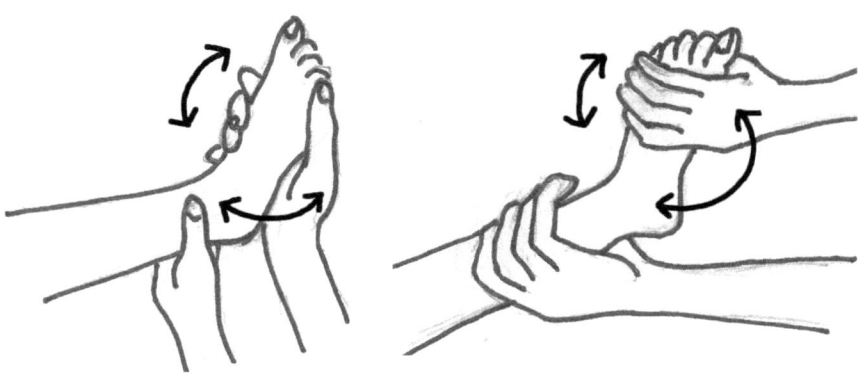

- **Zhen = vibrieren mit der Fingerkuppe oder Handfläche:** sie werden fest aufgelegt und gerüttelt oder es kommt durch Anspannung des Armes zu einer Vibration. Je schneller und feiner diese Schwingung ist, desto intensiver ist die Wirkung.

- **Yao = passives Bewegen (Schütteln)** von Nacken, Schulter, Ellbogen, Handgelenke, Lende, Hüfte, Knie, Fußgelenke. Dabei entspannt der Patient das entsprechende Gelenk, das der Behandler vorsichtig, ohne Zutun des Patienten bewegt. Dabei wird eine Hand auf das Gelenk gelegt, während die andere Hand das Gelenk schüttelt.

- **Gua Sha = schaben.** Diese Form der Massage stammt aus der TCM und beruht auf dem Prinzip, dass das Körperinnere mit dem Körperäußeren (Yin und Yang) verbunden ist. Krank machende Faktoren sollen so abgeleitet werden.
  Dabei wird die angefeuchtete oder eingeölte Haut mit speziellen Schabern oder einem Kuhhorn gereizt. Sie können aber auch einen chinesischen Suppenlöffel aus Porzellan oder den Deckel eines Marmeladenglases o.ä. Verwenden.

Gua Sha Schaber

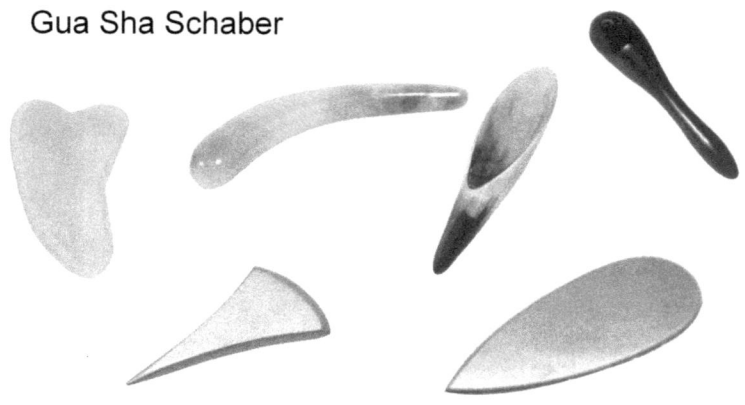

Man fährt mehrfach paravertebral (seitlich der Wirbelsäule) in etwa 5 – 10 cm langen Strichen den Blasenmeridian entlang vom Kopf zum Steiß, entlang der Meridiane, der Head'schen Zonen oder in den betroffenen Bereichen (Muskeln) über die Haut bis zur Erwärmung oder noch besser, bis die Haut kleine oder größere fleckenförmige Rötungen zeigt. Dann stoppt man die Manipulation. Es können Hämatome auftreten, die nach einigen Tagen verschwinden (erwünscht: Ausleitung von „Giftstoffen" oder krankmachenden Faktoren!).

Wirkung: die Durchblutung wird gefördert, der Stoffwechsel angeregt, die Verspannungen gelöst und über die geöffneten Hautporen wird Bindegewebe entgiftet.
Es wird bei fieberhaften Erkrankungen, bei Schmerzen und Verspannungen am Bewegungsapparat eingesetzt, erreicht aber über die entsprechenden Reflexzonen auch die inneren Organe.

- **Ba Guan = schröpfen.** Es ist eine unspezifische Reizbehandlung. Die Schröpfgläser werden auf entsprechende Stellen gesetzt und es entsteht durch Absaugen oder Erwärmen ein Unterdruck. Dadurch wird die Haut tief in das Glas gesogen und färbt sich durch den entstandenen Blutandrang blau-rot.

- Bei der **Schröpfmassage** wird die Haut eingeölt und die angesaugten Gläser in großen achtförmigen Strichen z.B. entlang des Blasen-Meridians bewegt.

- **Gao Mo** = bereits um 160 v. Chr. wird das Einmassieren von verschiedenen Salben und Ölen beschrieben.

Weiterhin gibt es die Vibrationsmassage, die Stimulation mit speziellen Massagestäbchen- oder rollern oder das Bewegen, Ziehen und Schütteln von Fingern, Zehen, Armen und Beinen.

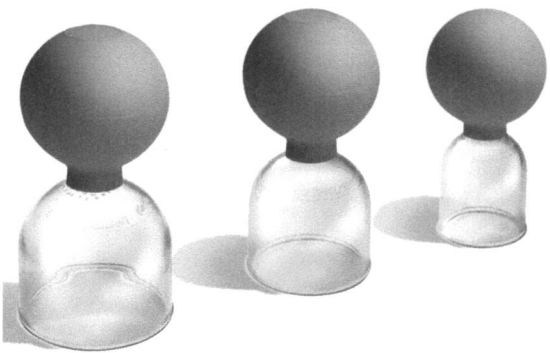

Schröpfgläser

Bilder aus einer Arztpraxis in Sri Lanka :

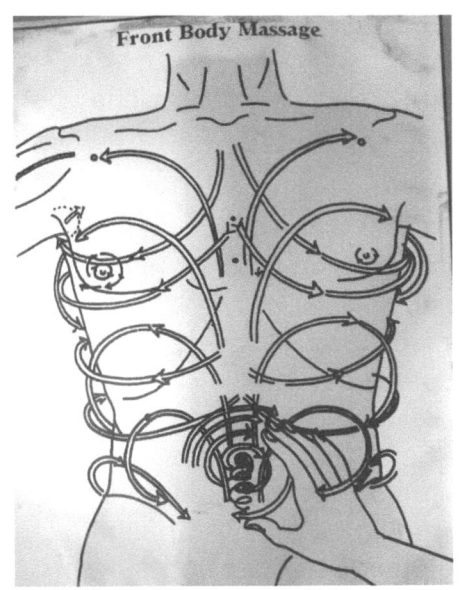
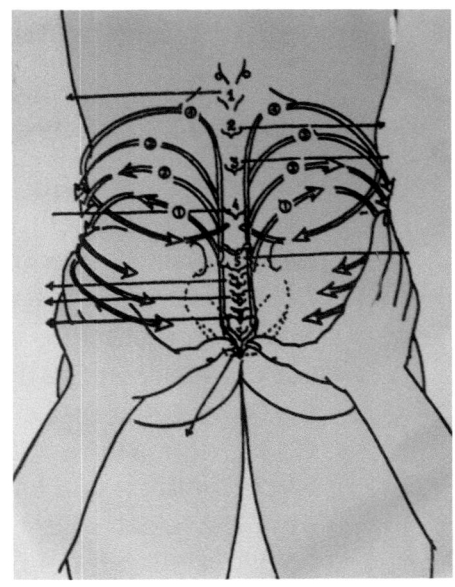
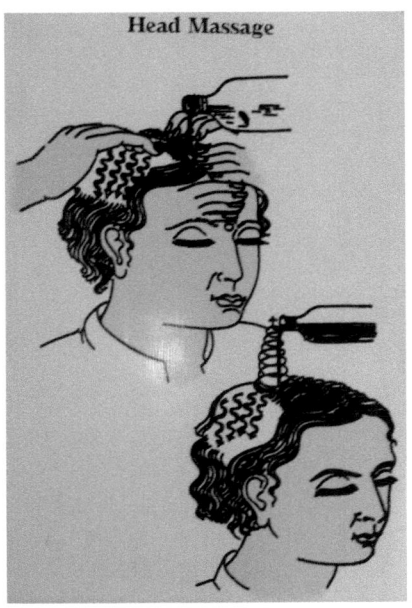
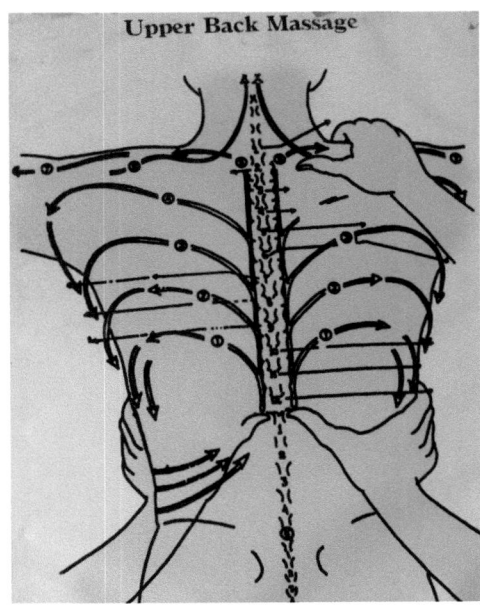

Behandlungsvorschläge

Augenprobleme

In China gehört die Massage des Augenbereichs bei Sehschwäche oder Überanstrengung zur täglichen Routine.

- **Bl2:** massieren Sie jeweils gleichzeitig kreisförmig ca. 30x mit den Zeigefingern beide Punkte
- **Bl1:** massieren Sie kreisförmig ca. 30x
- **Bl10:** massieren Sie beidseitig ca. 30x
- **Ma5:** massieren Sie beidseitig ca. 30x
- **Ga1:** massieren Sie beidseitig ca. 30x
- **Ga14:** massieren Sie beidseitig ca. 30x
- **Ga37:** massieren Sie beidseitig ca. 30x, hilft bei Nachtblindheit und kann bei Kurzsichtigkeit helfen
- **Le3:** massieren Sie beidseitig ca. 30x, empfiehlt sich bei Überanstrengung durch Lesen oder Fernsehen

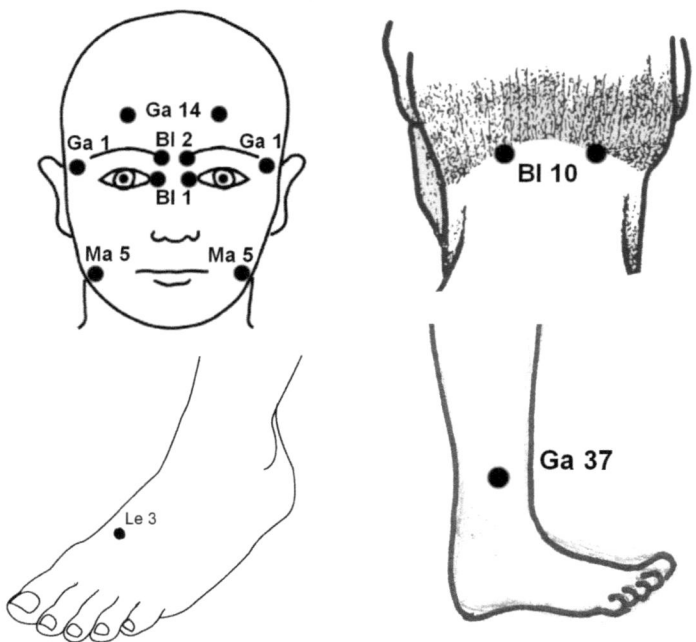

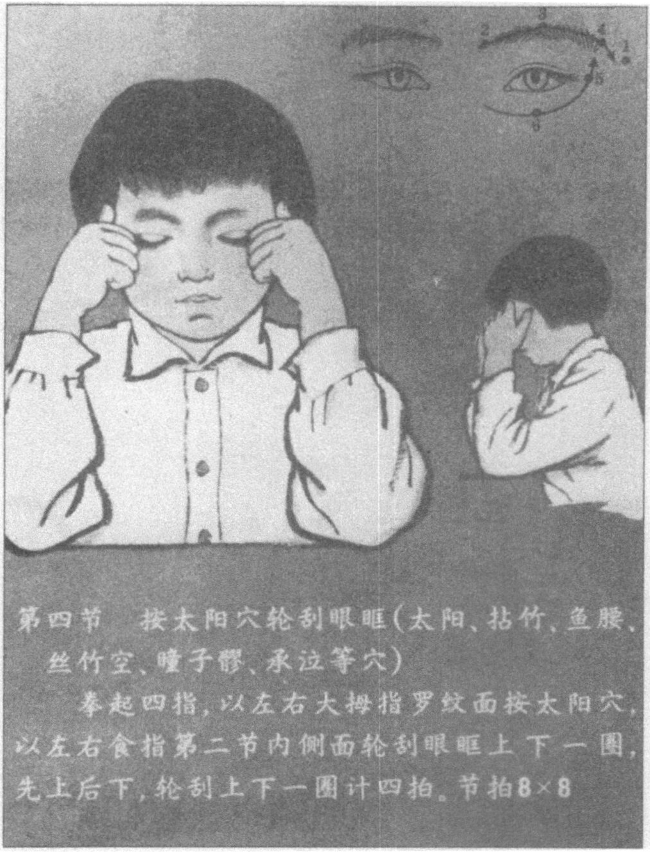

第四节 按太阳穴轮刮眼眶(太阳、拈竹、鱼腰、
丝竹空、瞳子髎、承泣等穴)
奉起四指,以左右大拇指罗纹面按太阳穴,
以左右食指第二节内侧面轮刮眼眶上下一圈,
先上后下,轮刮上下一圈计四拍。节拍8×8

Abbildung eines Plakates aus China, das in Schulen hängt und die Behandlung von **müden Augen** zeigt.

Massieren Sie vorsichtig die Punkte an beiden Augen in vorgegebener Reihenfolge.

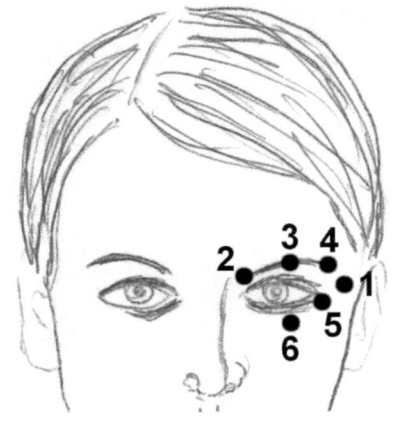

Erkältungsbeschwerden

Mit TuiNa können Sie Erkältungskrankheiten vorbeugen, das Immunsystem anregen und verschiedene Symptome lindern.
Stimulieren Sie kräftig ca. 1 Minute jeden Punkt mit dem Fingernagel.

- **Heiserkeit, Halsschmerzen, Schluckbeschwerden:** Lu11

- **Brennende Augen:** Dü1

- **Schnupfen:** Dü3, Di4, Di20

- **Erkältung, Bronchitis, Husten:** Punkte der Hand (Handakupunktur) 13, 21, 23, Lu11

- **Erkältung:** Di1, Di4, Lu1, Lu11, Ni7, KG12

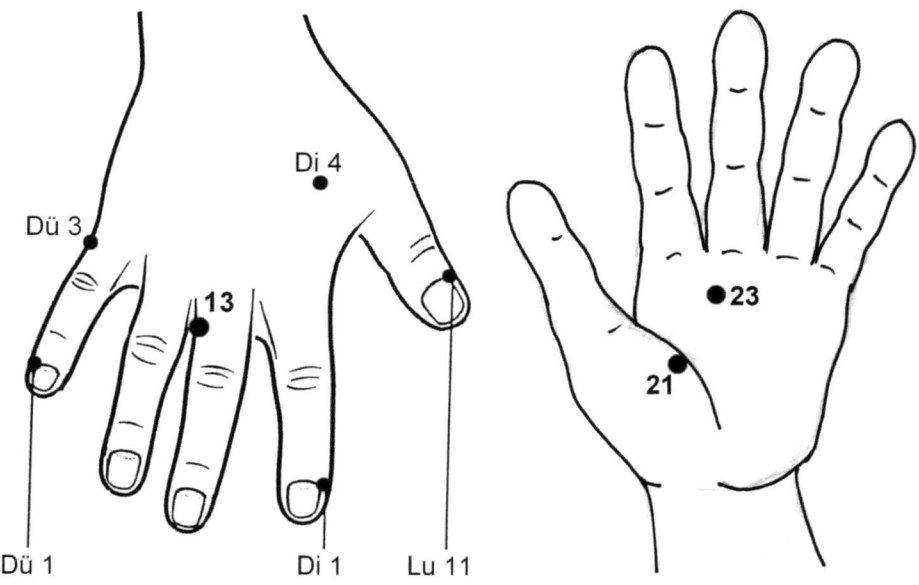

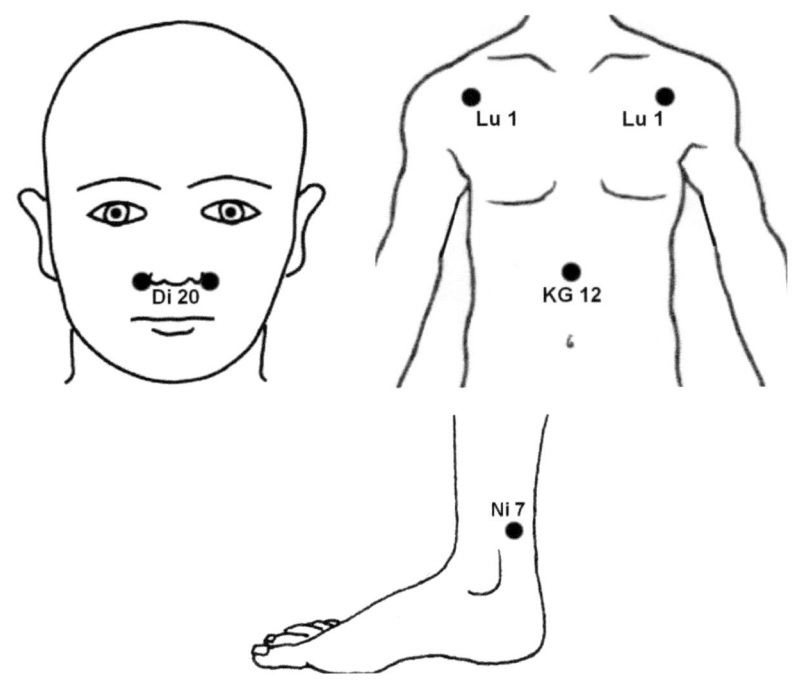

Hypertonie

Blutdruckerkrankungen, vor allem Hochdruck, nehmen an Häufigkeit zu. Allerdings spürt man ihn anfangs nicht. Unbehandelter Bluthochdruck jedoch kann zu einem allgemeinen Hitzegefühl, Kopfdruck, Ohrensausen und/oder Augenflimmern führen.

! Ich behaupte nicht, dass Sie ausschließlich mit TuiNa Hypertonie behandeln können! Sie können aber bei regelmäßiger Anwendung durchaus in Absprache mit dem Arzt u.U. blutdrucksenkende Medikamente reduzieren!

- Massieren Sie morgens und abends kräftig mit dem Daumen (drücken und reiben) etwa 100x Ni1 in Richtung Zehen
- massieren Sie mit beiden Handflächen von der Stirn in Richtung Nacken
- rollen (gun) Sie von der Stirn bis zum Nacken
- reiben Sie mit Zeige- oder Mittelfinger etwa 1 Minute jeweils Ga20 kräftig Richtung Nacken
- dies machen Sie auch bei LG16
- mit den Außenseiten des Handrückens massieren und reiben Sie die Nackenseite bis zur Brust hin und entlang der Halsarterie etwa 15 – 20x
- massieren Sie nun kräftig die beiden Punkte an der Rückseite des Ohres
- als Abschluss massieren Sie kräftig etwa 3 Minuten von oben nach unten die sogenannte „Blutdruckrinne" am Ohr.

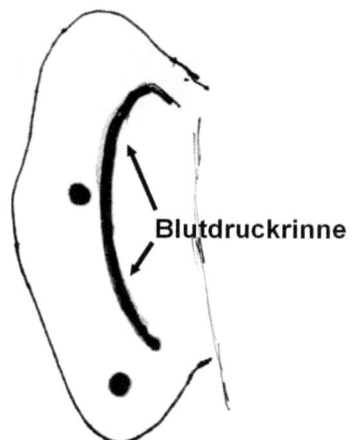

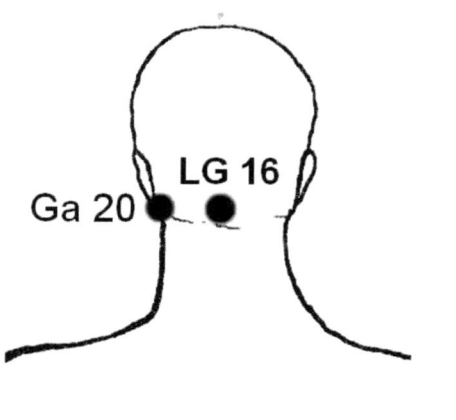

Kreislaufkollaps

Durch plötzliches Absinken des Blutdrucks kann es zu kurzer Bewusstlosigkeit kommen. Die Ursache muss abgeklärt werden.

Als **Erste-Hilfe-Maßnahme** pressen Sie kräftig mit dem Daumennagel die Punkte LG26, KS9, Ni1

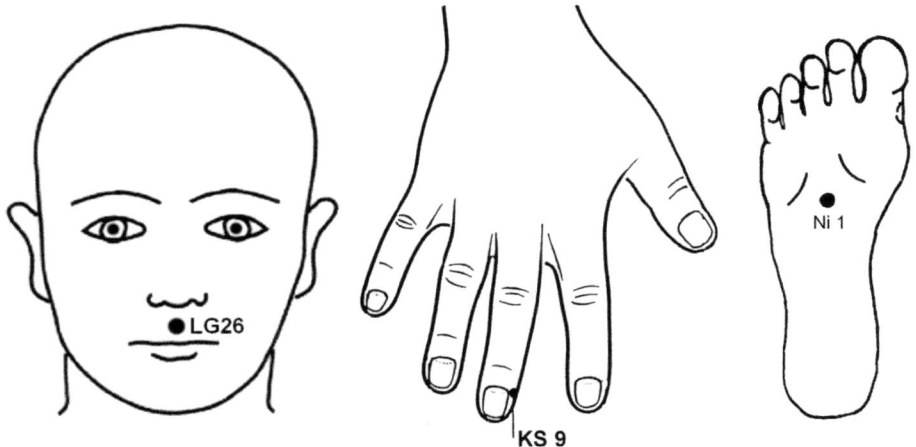

Hypotonie

Im Gegensatz zur Hypertonie äußert sich niedriger Blutdruck unangenehmer unter anderem mit Schwindel, Müdigkeit und Blutleere. Oft finden sich auch diese Symptome, wenn man vom Liegen aufsteht.

Als **Erste-Hilfe-Maßnahme** drücken Sie bitte kräftig 20x an der Fußsohle Ni1, ebenso Ma36 unter dem Knie und an der Handgelenksfalte KS 6.

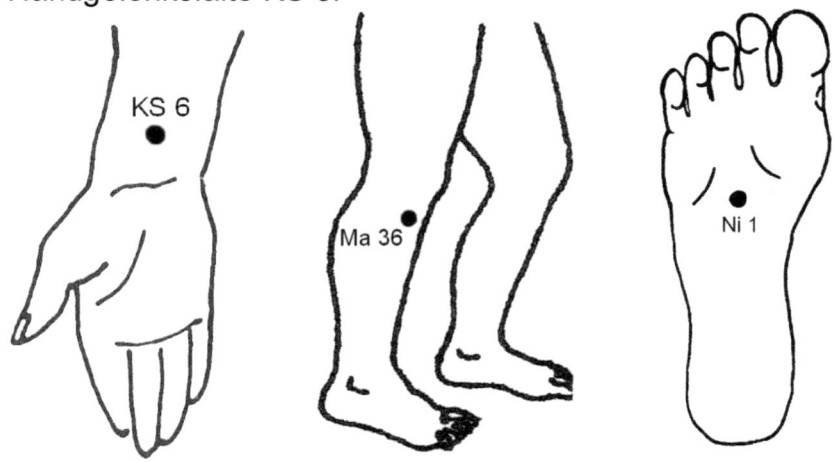

Kopfschmerzen

Kopfschmerzen – ein Alarmsignal des Körpers?
Oft weisen sie auf körperliche oder psychische Belastungen hin.

- **einfacher Kopfschmerz** → mit pulsierenden, hämmernden und dröhnenden Schmerzen
  Ursachen sind oft emotionaler oder beruflicher Stress, Wetterfühligkeit, Sauerstoffmangel, niedriger Blutdruck, Fieber

- **Spannungskopfschmerz** → meist an den Schläfen auftretender, dumpfer oder drückender Schmerz. Oft beginnt er am Hinterkopf- oder Stirnbereich und breitet sich über den ganzen Kopf aus.
  Ursachen sind Muskelverspannungen, meist ausgelöst durch Fehlhaltungen, z.B. bei zu langem Arbeiten am PC.

Behandeln Sie sehr langsam und sanft:
- nehmen Sie ein Tuch (Kopftuch, Windel, größeres Trockentuch,...), legen es auf den Kopf, halten die Tuchenden mit einer Hand hinter dem Kopf fest, während Sie mit gespreiztem Daumen und Zeigefinger der anderen Hand stetig und gleichmäßig über den Kopf reiben
- drücken Sie mit gespreiztem Zeige-, Mittel- und Ringfinger von der Stirn aus nach hinten
- entfernen Sie das Tuch und beklopfen Sie mit den Fingerkuppen der gespreizten Fingern beider Hände den Kopf
- stellen Sie sich hinter den Patienten und streichen Sie mit beiden Händen von der Stirnmitte aus in Brauenhöhe langsam bis zum seitlichen Haaransatz
- rollen Sie mit Daumen und Daumenballen entlang der Stirn
- rollen Sie nun mit kleinem Finger und Handwurzel die Stirn entlang
- drücken Sie nun mit beiden Zeigefingern gleichzeitig vorsichtig entlang der Brauen
- drücken Sie gleichzeitig mit den Zeigefingern seitlich entlang der Nase
- streichen Sie mit den Daumen entlang der Brauen
- drücken Sie den „Schläfenpunkt" (PaM9), der sich beidseitig in einer Vertiefung neben den Brauen befindet
- drücken Sie Di4 (nicht bei Schwangerschaft)
- drücken Sie kreisend folgende Punkte: Bl2 am Brauenanfang, Ma 36, alle AhShi-Punkte, Bl10
- reiben Sie beide Ohrläppchen

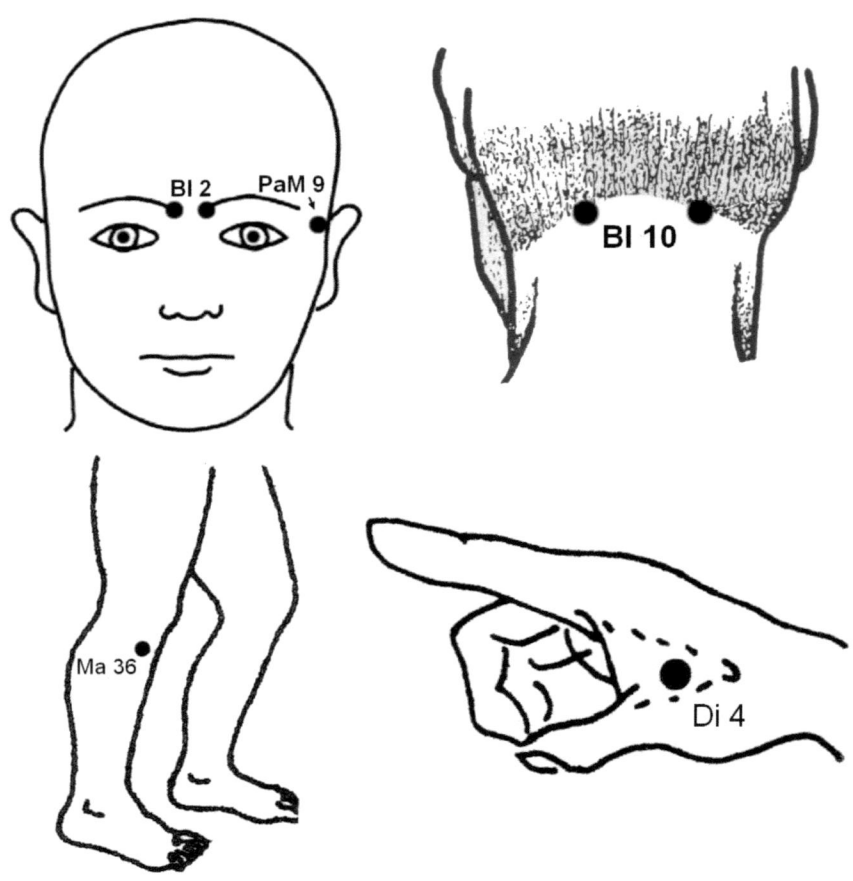

- bei **Stirnkopfschmerz** drücken Sie anschließend mit Daumen und Zeigefinger fest den Nasenrücken in den Augenwinkeln zusammen, Ga14

- bei **Scheitelkopfschmerz:** klopfen Sie 20x LG 20, Le 3

- **Schläfenkopfschmerz und Migräne:** Ga 20, Ga 34, 3E 5

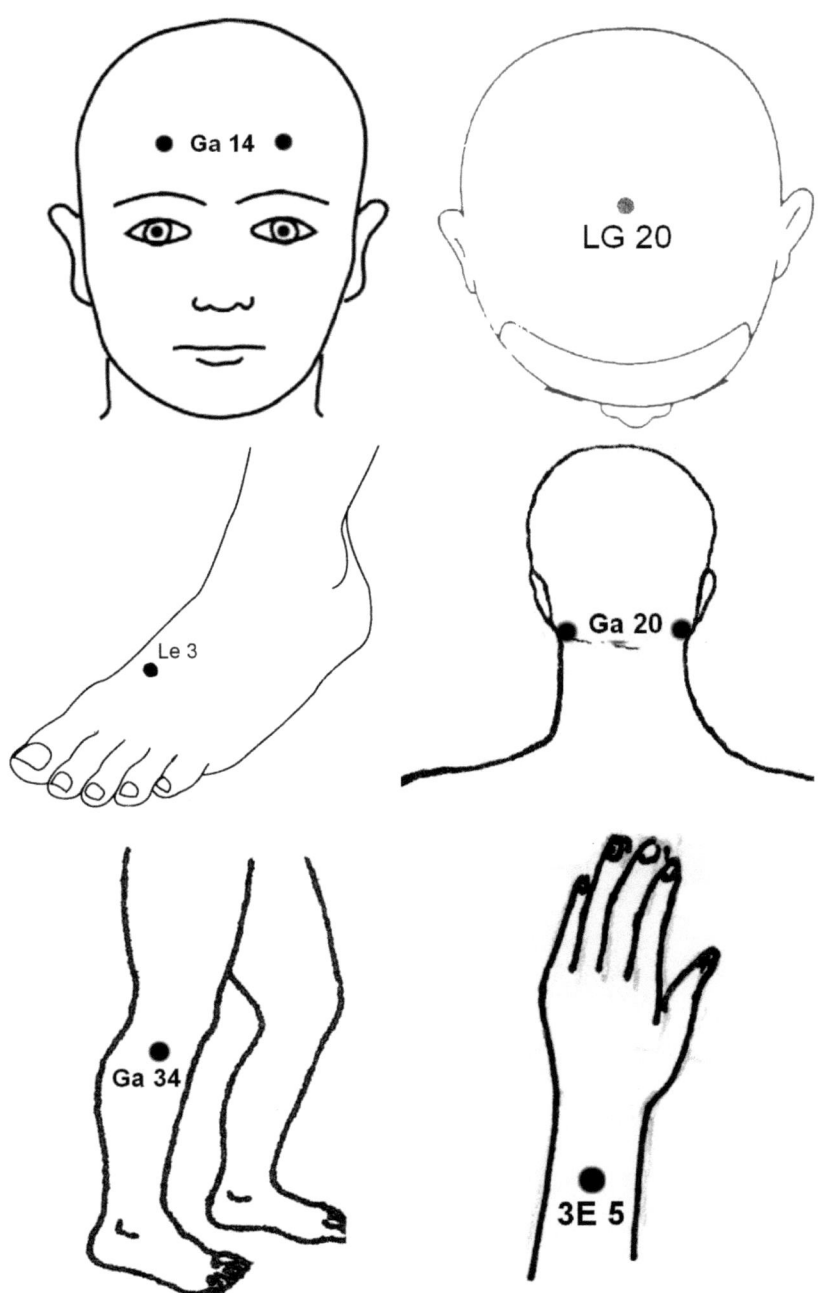

- bei **Hinterkopfschmerz und Migräne:** LG 15

- streichen Sie mehrmals die Schultern aus

- **Kopfschmerzen-Kurztherapie:** PaM3, PaM9 (Punkt außerhalb der Meridiane); Di4, einige Male kräftig drücken

- zum Abschluss reiben Sie mit gespreizten Fingern den ganzen Kopf von der Stirn bis zum Nacken und streichen mit der Außenkante der Hand den seitlichen Nacken bis zu den Schultern aus .

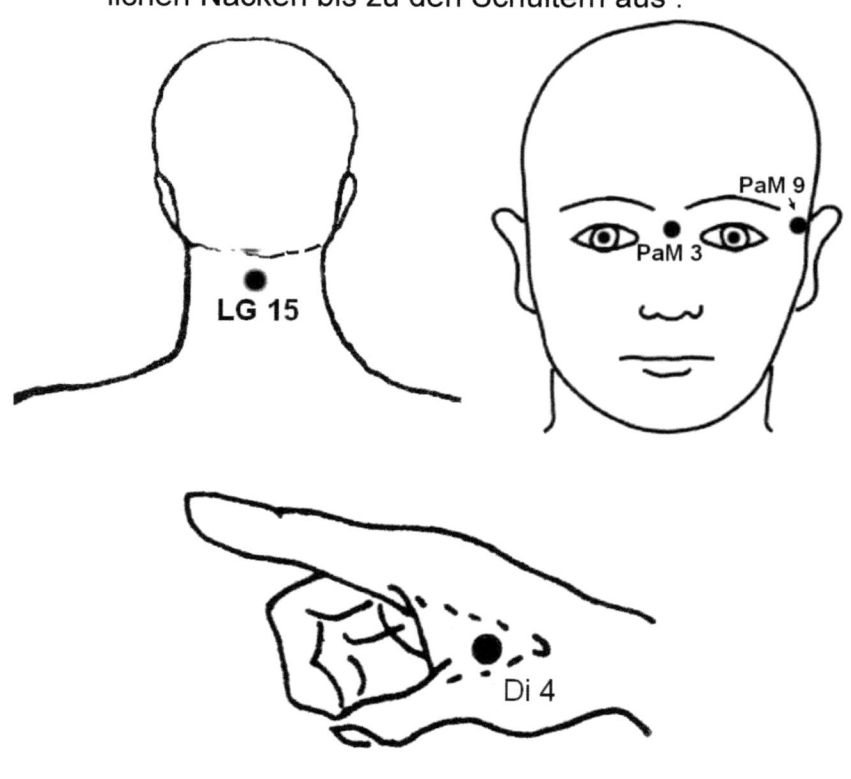

Rückenprobleme

Beinahe jeder zehnte Deutsche leidet unter chronischen Rückenschmerzen, zwei Drittel aller Deutschen haben mindestens einmal jährlich Rückenprobleme, wobei Frauen stärker betroffen sind.

Die häufigsten Beschwerden sitzen im Lenden-, gefolgt von Nacken- und Schulterbereich, während Verspannungen hauptsächlich im Bereich der Brustwirbelsäule auftreten.

Kreuzschmerzen sind der zweithäufigste Grund, den Arzt aufzusuchen. Viele versuchen es auch mit alternativen Therapien, da die Schulmedizin oft nicht helfen kann.

So schrieb der Spiegel 40/2011: „Wie sehr der Stress aufs Kreuz schlägt, haben Ärzte und Patienten lange unterschätzt. Als Folge psychischer Überforderung macht der Rücken dicht: Muskeln verkrampfen, verspannen und verhärten – Ischias, steifer Nacken und Hexenschuss können Ausdruck seelischer Erschöpfung sein.
Kurzum: Der Rückenschmerz beginnt im Kopf".

In der TCM wird bei Rückenschmerzen vor allem der Blasen- und der Gallenblasenmeridian behandelt. Dabei wird dem Blasenmeridian das Gefühl der Angst und dem Gallenblasenmeridian Wut und Ärger zugeordnet. So können diese Gefühle, vor allem wenn sie unterdrückt werden, durchaus chronische Rückenbeschwerden verursachen.

Die Wirbelsäule

Bereits im alten China fand man am Blasenmeridian im Bereich der Wirbelsäule die segmental angeordneten **Shu- oder Zustimmungspunkte,** die zugehörig zu entsprechenden inneren Organen sind.

- Der Londoner Neurologe **Dr. Henry Head** (1861 – 1940) untersuchte systematisch die Reflexzonen des Körpers und fand heraus, dass alle inneren Organe über Nervenfasern mit Hautbezirken verbunden sind, die ebenfalls zu den inneren Organen eine Verbindung haben.
- Er wies nach, dass Nervenbahnen einer genau begrenzten Hautzone (Dermatom) und eines inneren Organs zum gleichen Rückenmarksabschnitt gehören (Head'sche Zone).
- **Sir James Mackenzie** (1853 – 1925), ein schottischer Kardiologe, wies auf den Zusammenhang innerer Organe und entsprechenden Myotomem (Muskelzonen) hin.

Das Ausbreitungsgebiet eines Spinalnervs (Austritt: Wirbelsäule) in Körper und Extremitäten entspricht einem Segment, das jeweils nach dem entsprechenden Rückenmarksabschnitt bezeichnet wird.

Erkrankungen innerer Organe können im entsprechenden Dermatom Veränderungen hervorrufen. Dies können sein: vermehrtes lokales Schwitzen (Hyperhidrosis), Pigmentveränderungen, Überempfindlichkeit (Hypersensibilität) oder verstärkte lokale Schmerzempfindlichkeit (Hyperalgesie), „Gänsehaut",...
Aber auch Veränderungen im Dermatom oder Myotom wie z.B. Narben, Fehlhaltungen, Verletzungen,... können innere Organe irritieren und Störungen verursachen.

Da es Wechselwirkungen zwischen Organ und Haut (kutiviszeraler Reflex) und auch zwischen Haut und Organ gibt, werden diese Erfahrungen nicht nur therapeutisch, sondern auch diagnostisch genutzt.

Prof. **Dr. Max Kibler** (1900 – 1973) fand dafür die Bezeichnung „Segmenttherapie".

Die Wirbelsäule hat die Form eines doppelten S, die der Abfederung von Sprüngen und Schritten. Sie wird eingeteilt in

- die **Halswirbelsäule** (HWS) mit 7 Wirbeln und einer leichten Wölbung nach vorne: C1-C7 (lat. C=Cervix=Hals).
  Sie ist besonders anfällig für Stress und psychische Belastungen. Verspannungen in Nacken- und Schulterbereich führen zu Reizungen der Nervenbündel.

  Mögliche Symptome wären Kopfschmerzen, Migräne, Schlaflosigkeit, chronische Müdigkeit, Ohren-, Augen- oder Nasenprobleme, Heiserkeit, HWS-Syndrom, Schmerzen im Arm, Taubheit oder Kribbeln in den Fingern, Zahn- und Kieferbeschwerden. Ist C7 betroffen, könnte es auch auf Herzprobleme hindeuten.

- die **Brustwirbelsäule** (BWS) mit 12 Wirbeln und einer Wölbung nach hinten: Th1-Th12 (lat. Th=Thorax=Brust)

  Verspannungen im Bereich der Brustwirbelsäule können sehr schmerzhaft sein.

- die **Lendenwirbelsäule** (LWS) mit 5 Wirbeln und einer Wölbung nach vorne: L1-L5 (lat. L=Lumbus=Lende)

  Schmerzen im LWS-Bereich, der sogenannte „Hexenschuß" oder Lumbago sind keine Krankheit, sondern Symptom unterschiedlicher Ursachen. Chronische Beschwerden sollten vom Arzt abgeklärt werden.

- das flachere dreieckige **Kreuzbein** bildet die Rückwand des Beckens mit einer leichten Wölbung nach hinten

- das **Steißbein,** ist das das Erbe unserer „Vorfahren" vor 25 Millionen Jahren. Es ist aber nicht nur ein unwichtiges Anhängsel, sondern dient der Aussteuerung im Raum: zur Seite, nach vorne, nach hinten und in die Höhe. Verletzungen, z.b. durch einen Sturz, können noch viele Jahre später Einfluss auf die Statik haben.

Kreuzschmerzen

Die Muskeln sind meist sehr verspannt, deshalb sollten Sie sie vor einer Behandlung erwärmen, entspannen und den Schmerz dämpfen.
Dabei helfen Fango, Rotlicht, eine Wärmeflasche, Kirschkernsäckchen oder Auflagen wie den

- **Heublumensack:** er wird warm verwendet, hat eine Tiefenwirkung und ist schmerzstillend (das „Morphium der Naturheilkunde"). Einen Sack in entsprechender Größe mit Heublumen füllen, gut verschließen, in ein Gefäß legen, mit kochendem Wasser übergießen und das Gefäß verschließen. Nach 5 – 10 Minuten wird er ausgepresst und ganz auf die zu behandelnden Körperstelle aufgelegt. Er entfaltet also eine lokale Wirkung. Vorsicht – Verbrennungsgefahr! Temperatur vor dem Auflegen überprüfen!

- **Kartoffelwickel** werden heiß angewendet. Kartoffeln werden gekocht und zu Brei gestampft. Die Masse in ein Leintuch geben, die Temperatur prüfen und auflegen.

- **Moxa** ist eine Yangtherapie, d.h. sie wird bei einem Yin-Zustand angewendet (vereinfacht: Yin=chronisch, Yang=akut)

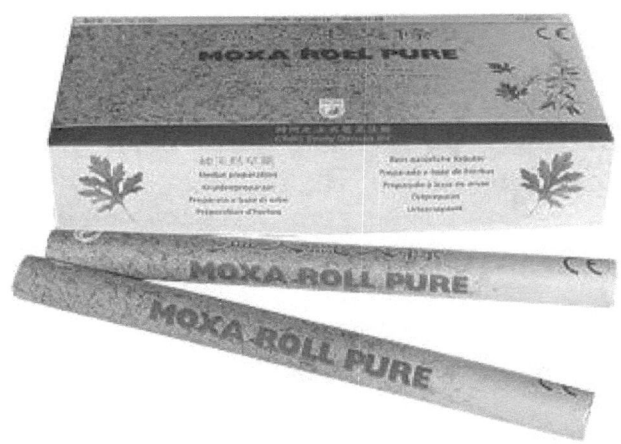

Keine Massage im Kreuzbereich während einer Schwangerschaft!

Behandlung 1: Bauchlage

- reiben Sie ohne abzusetzen mit beiden Händen 20x entlang des Blasenmeridians vom Nacken bis zum Kreuz
- reiben Sie 20x mit beiden Händen entgegengesetzt quer zur Wirbelsäule vom Nacken bis zum Kreuz
- rollen Sie je 20x auf beiden Seiten entlang des Blasenmeridians
- drücken Sie 30x mit beiden übereinander gelegten Handballen die Wirbel vom Kreuz bis zum Nacken
- suchen Sie die lokalen AhShi- (Schmerz-) Punkte und drücken sie ca. 30x
- klopfen, schlagen und trommeln Sie je 20x entlang des Blasenmeridians beidseitig

- zupfen und kneifen Sie die Muskeln je 20x beidseitig entlang der Wirbelsäule vom Kreuz zum Nacken und heben sie etwas an
- streichen Sie über den Rücken mit beiden Händen 20x
- legen Sie eine wärmende leichte Decke über den Rücken
- nehmen Sie erst das linke, dann das rechte Bein zwischen beide Hände und reiben je 20x vom Sprunggelenk bis zum Oberschenkel und zurück
- pressen Sie an jedem Bein entlang 20x Punkte des Blasenmeridians
- massieren Sie beide Ohren
- beenden Sie die Massage mit Streichungen

Behandlung 2: Bauchlage

- streichen Sie mit vier Fingern beider Hände beiderseits der Wirbelsäule leicht auf und ab
- drücken Sie kräftiger vibrierend auf und ab im Kreuzbereich
- massieren Sie mit den Handballen den Kreuzbereich
- massieren Sie mit den Zeigefingern oder moxen Sie folgende Punkte: Bl25, Bl23, Bl47, LG4, LG14, Ga34, Ma36
- streichen Sie mit den Handflächen die verspannte Bauchmuskulatur vom Nabel zur Seite hin aus
- massieren Sie mit dem Daumen am Fuß den Bereich „Wirbelsäule"
- suchen Sie am Ohr den schmerzhaftesten Punkt im entsprechenden Bereich und drücken ihn kräftig ca. 20x
- streichen Sie einige Male Schultern und Blasenmeridian aus.

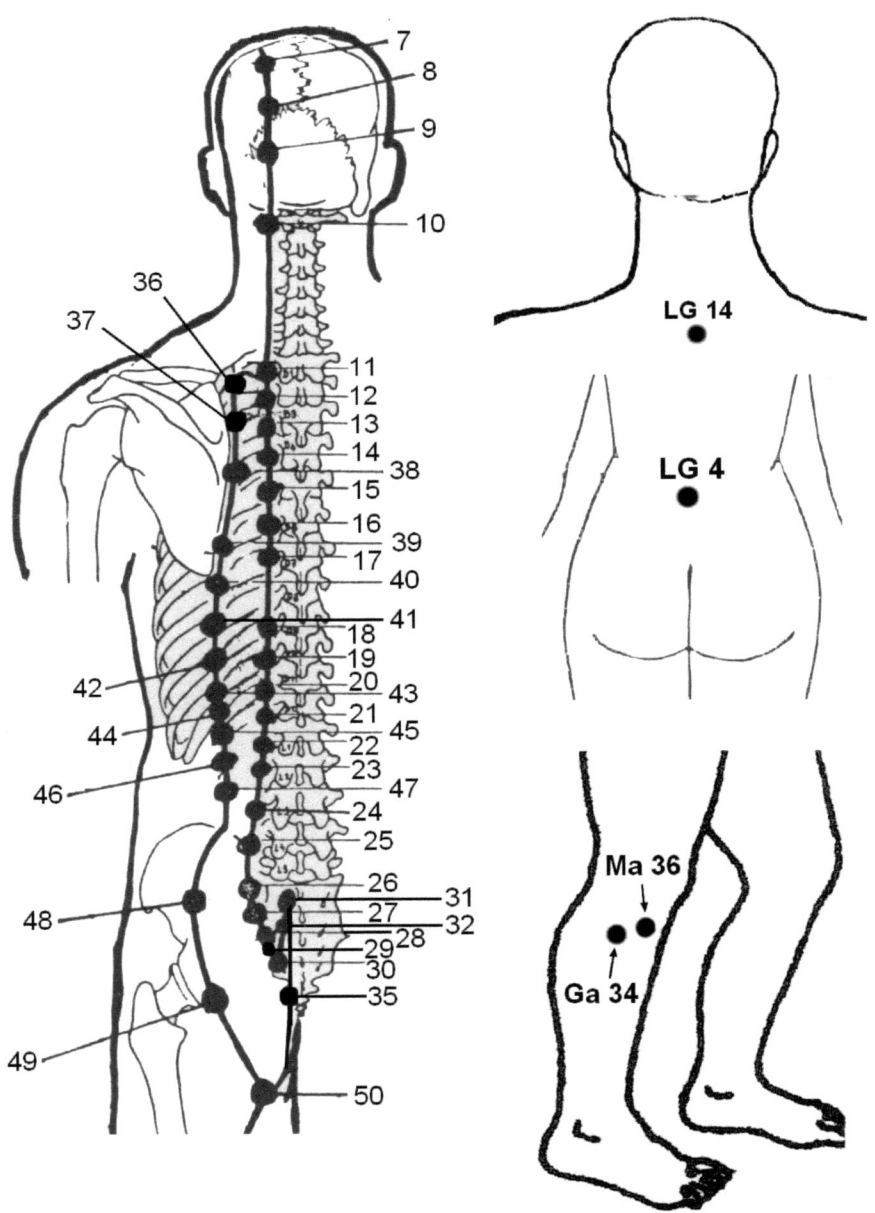

Hüftbeschwerden

- Streichen und rollen Sie 20x entlang des Blasenmeridians
- streichen und rollen Sie je 20x beidseitig die Hüften
- suchen Sie die AhShi-Punkte und Ga 30 und drücken sie beidseitig je 20x
- reiben Sie an beiden Beinen entlang des Bl-, Ma- und Ga- Meridian
- kneifen und zupfen Sie 20x entlang dieser Meridiane
- Zwirbeln Sie erst den linken, dann den rechten Unterschenkel je 20x
- umfassen Sie den rechten Fuß und dehnen das rechte Bein in Richtung linker Hüfte und machen das gleiche mit dem linken Bein und dehnen es über das rechte in Richtung rechte Hüfte. Halten sie beide Beine kurz in dieser Position
- nun wiederholen Sie diese Übung, nehmen aber als erstes das linke Bein und legen anschließend das rechte darüber
- massieren Sie beide Ohren
- lassen Sie den Behandelten unter einer Decke entspannen.

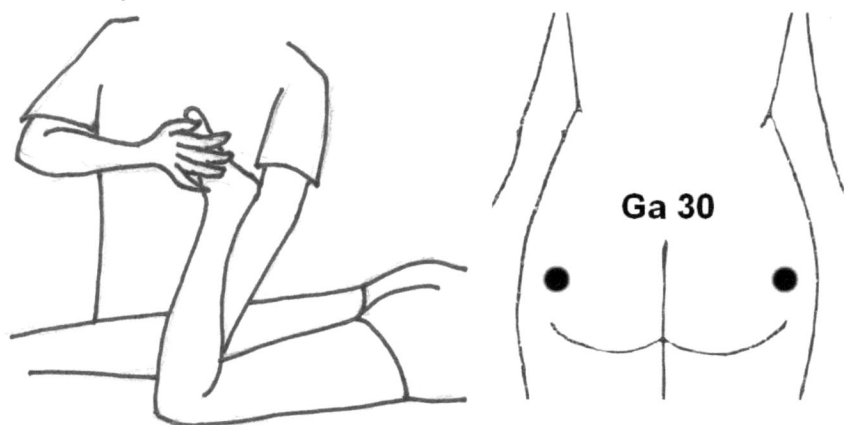

Ga 30

Die Massage der Beine

Sie fördert das Wohlbefinden, regt die Durchblutung der Gliedmaßen an, lindert Schmerzen.

- Nehmen Sie erst das linke, dann das rechte Bein zwischen beide Hände und reiben je 20x vom Sprunggelenk bis zum Oberschenkel und zurück
- drücken Sie gleichzeitig 30x an beiden Oberschenkeln die Punkte am Ga-Meridian
- kneifen Sie je 20x erst den linken, dann den rechten Unterschenkel
- zwirbeln Sie erst den linken, dann den rechten Unterschenkel je 20x
- nehmen Sie erst das linke, dann das rechte Fußgelenk und bewegen und lockern es

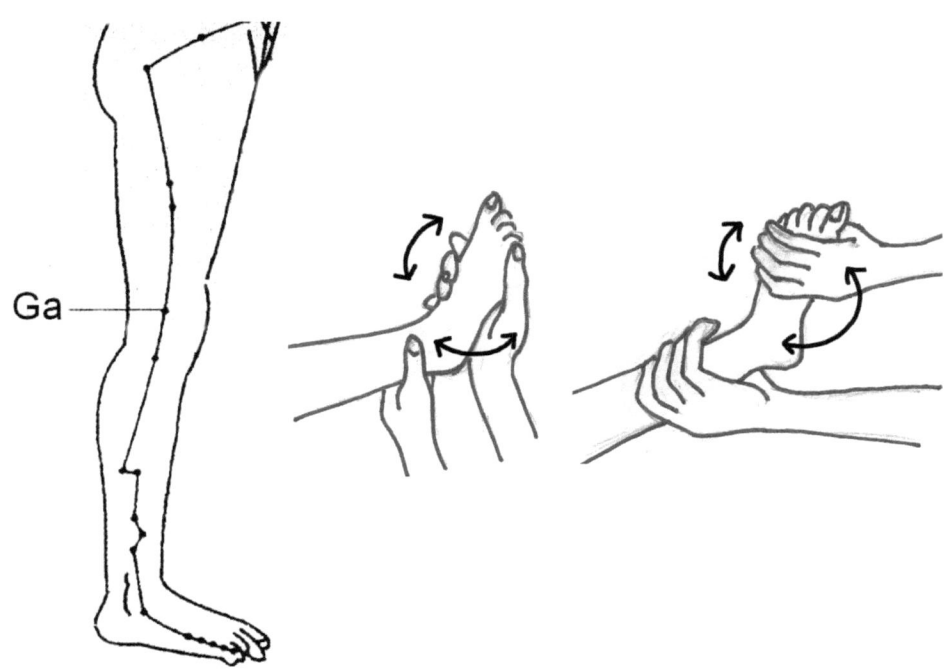

- nehmen Sie jeden einzelnen Zeh zwischen ihre Finger, streichen sie sie aus und dehnen sie fahren Sie mit den Fingerknöcheln ihrer Faust 10x entlang der Fußsohle
- beklopfen Sie mit der Handfläche Kreuz, Lenden und beide Beine
- massieren Sie die Ohren
- beenden Sie die Massage mit Streichungen

Krämpfe in Unter- und Oberschenkel

- Massieren Sie kräftig die Innenseite des Grundgelenks vom großen Zeh
- sollten diese Probleme öfters auftauchen, könnte ein Magnesiummangel die Ursache sein

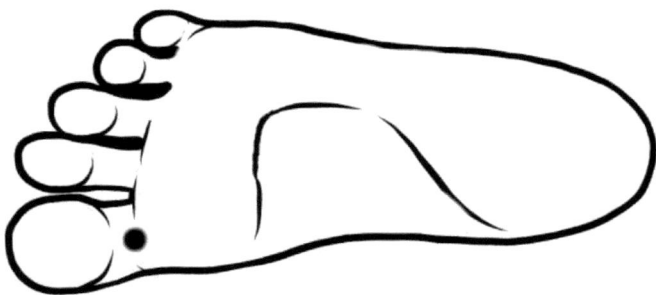

Schulter-Arm-Beschwerden

Die Schmerzen können u.U. bis in die Hände ausstrahlen. Der verspannte Nacken zieht sich meist bis zur Schulterpartie hin. Ausgelöst werden diese Beschwerden meist durch Psychostress, aber auch stundenlanges Arbeiten oder Lesen am Schreibtisch, oft auch durch falsches Liegen im Bett..

Lockerungsübungen:

- Schwingen Sie die Arme erst entgegengesetzt, später gleich
- strecken Sie die Arme nach vorne und beschreiben große Kreise
- strecken Sie die Arme seitlich aus und beschreiben kleine Kreise, verstärken Sie die Schwingungen nach und nach und vergrößern Sie die Kreise

Behandeln Sie Arme, Nacken und Schulterbereich:

- trommeln Sie mit gespreizten Fingern
- massieren Sie kräftig alle lokalen AhShipunkte
- rollen Sie über Nacken, Schultern und Arme
- zwicken Sie beidseitig die Nacken- und Schulterpartie
- kneten, schlagen und greifen Sie die Nacken- und Schulterpartie und Arme
- drücken Sie kräftig 30x Di4, den allgemeinen Schmerzpunkt für die obere Körperhälfte

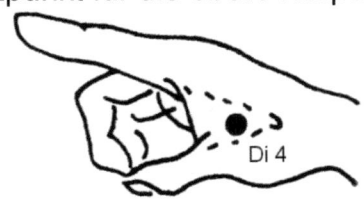

- nehmen Sie jeweils nacheinander einen Finger zwischen Zeige- und Mittelfinger und streichen ihn vom Grundgelenk bis zu den Fingerspitzen aus
- streichen Sie Nacken, Schulter und Arme aus

Schulter- Nackenbehandlung:

- Der zu Behandelnde sitzt im Reitersitz auf einen Stuhl, ein Kissen vor sich auf der Lehne
- legen Sie beide Hände auf, reiben Sie beide Schultern
- massieren Sie die Schultern
- drücken Sie mit aufeinander gelegten Händen einige Male LG14
- massieren Sie auf beiden Seiten der Schulter den Trapezmuskel
- kreisen Sie mit beiden Daumen beidseitig von LG14 bis Ga 20
- massieren Sie mit beiden Händen mit gespreizten Fingern den Skalp
- beklopfen Sie mit Fäusten Schulter und Rücken
- beklopfen Sie mit der Handkante Schulter und Rücken
- streichen Sie Schulter und Nacken aus

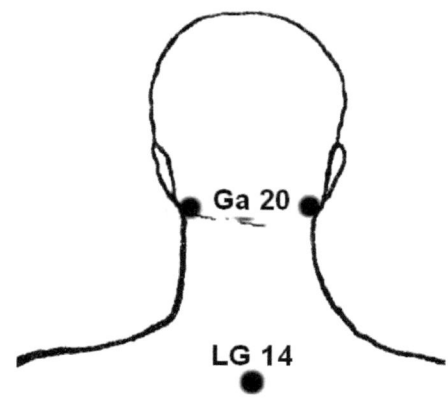

Steifer Nacken

Nicht selten sind für Schmerzen im Nacken und oberen Rücken emotionaler Stress, aber auch Fehlhaltungen schuld. Wir finden am Übergang zum Schädel AhShi-Punkte für Kopfschmerzen, Migräne, Schwindel, Sehstörungen, Tinnitus... Sie liegen meist auf dem Punkt Bl10 und Ga20.

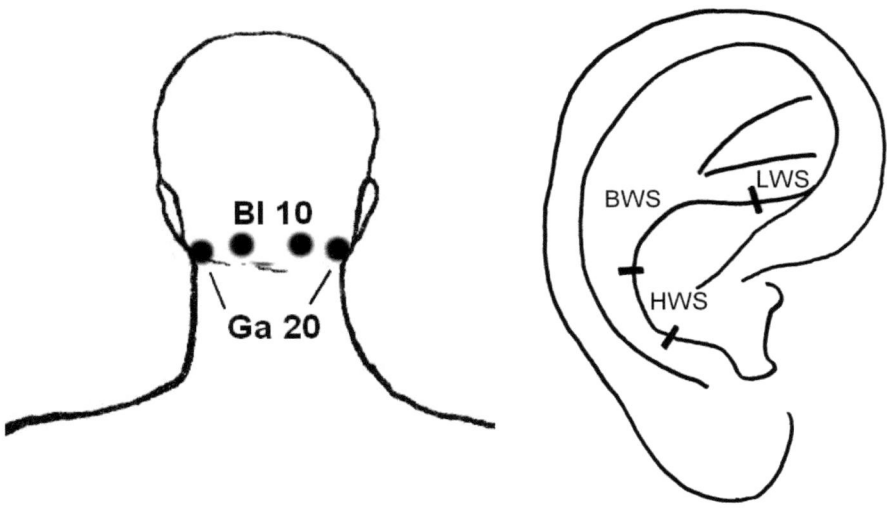

Setzen Sie sich aufrecht hin, lassen Sie die Schultern gerade. Suchen Sie den **Ohrpunkt für den Nacken** (der schmerzhafteste Punkt im entsprechenden Areal) und stimulieren ihn kräftig mit dem Fingernagel. Bewegen Sie dabei langsam den Kopf nach rechts und links. Nach einer Weile hört der Schmerz am Ohr auf, der Nacken wird freier. Es ist für mich eine gute Übung, wenn ich verspannt am Computer sitze.

Schmerzende Halswirbelsäule

- Reiben Sie mit dem Handrücken vom hinteren Haaransatz bis zur Schulter
- drücken Sie Ga20 und Bl10
- drücken Sie Ga20, lassen Sie tief einatmen, legen die andere Hand unter das Kinn und ziehen vorsichtig den Kopf nach oben
- beidseitig
- streichen Sie zu den Schultern und zum Rücken hin aus

Massage des Halses

- Streichen Sie mehrmals mit der Handfläche über den Hinterkopf
- streichen Sie mit vier Fingern mehrmals die Kopfseiten
- drücken Sie kreisend mit den Daumen mehrmals entlang der HWS
- drücken Sie kreisend mit den Daumen mehrmals entlang des Ga-Meridians
- kreisen Sie mit 4-Fingern beidseitig an den Kopfseiten
- kneten Sie den Hals
- streichen Sie den Hals aus
- lassen Sie den Kopf nach vorne und hinten beugen
- lassen Sie den Kopf im und gegen den Uhrzeigersinn kreisen
- klopfen sie mit der Handkante die Schultern aus
- streichen Sie Nacken und Hals aus

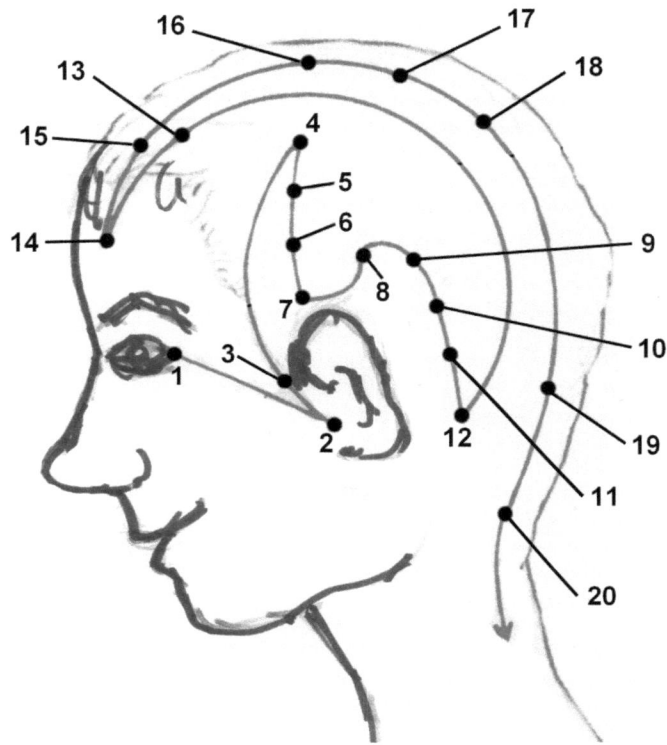

Gallenblasen-Meridian

Gelenkbeschwerden

Viele Menschen leiden unter Beschwerden der Finger-, Hand-, Ellbogen- und Schulterbeschwerden, aber auch Hüft-, Knie- und Fußgelenke können betroffen sein.
Ursachen gibt es viele.

Die Behandlung einzelner Gelenke sollte großflächig sein, d.h. dass auch die umgebende Muskulatur und benachbarte Gelenke mit behandelt werden. Im entsprechenden Gelenk wird vor allem Kneten, Schütteln, Bewegen und Pressen angewendet.

Die Massage des Fußes und Fußgelenks

Füße und Fußgelenke tragen den Körper, wirken als Stoßdämpfer und unterstützen die Bewegung.

Häufig ist die Ursache von Beschwerden eine Arthrose.
Bei Verletzungen der Fußgelenke werden Bänder und Sehnen geschädigt, es kommt zu Schwellungen.
Hier hilft, wenn die entsprechenden Griffe mit leichter Stärke angewendet werden.

Bei der Behandlung des Fußgelenks benötigen Sie Hilfe, da das Fußgelenk während der gesamten Behandlung stabilisiert werden muss und Sie mit beiden Händen arbeiten sollen.

- Suchen Sie die empfindlichste Stelle am Fußrücken, drücken Sie sie mit dem Daumen und bewegen und beugen dabei gleichzeitig vorsichtig das Gelenk
- beugen Sie das Gelenk unter Zug
- umfassen Sie mit einer Hand die Ferse, mit der anderen den Rist, drücken und kneten (rou) die AhShi-Punke und bewegen während der Behandlung den Fuß ziehend vor und zurück und nach links und rechts
- halten Sie nun mit einer Hand den Fuß, mit der anderen die Ferse; mit Daumen und Zeigefinger streichen Sie dabei die Achillessehne aus
- halten Sie mit einer Hand den Fuß in Spannung und trommeln mit gespreizten Fingern locker entlang der Achillessehne
- halten Sie mit beiden Händen den Vorderfuß, pressen und kneten die schmerzhaften Punkte oder Areale, ziehen dabei das Gelenk auseinander und bewegen den Fuß

- halten Sie den Fuß und zwicken gleichzeitig mit beiden Daumen zur Mitte hin
- nehmen Sie sich die Zehen einzeln vor. Halten Sie mit einer Hand den Fuß und ziehen, strecken und beugen der Reihe nach die Zehen
- nehmen Sie jeden einzelnen Zeh der Reihe nach zwischen Zeige- und Mittelfinger und ziehen ihn unter Druck vom Grundgelenk zur Spitze
- drücken Sie die empfindlichen Punkte an der Fußsohle
- wiederholen Sie das am zweiten Fuß
- zum Abschluss streichen Sie die Fußsohlen aus.

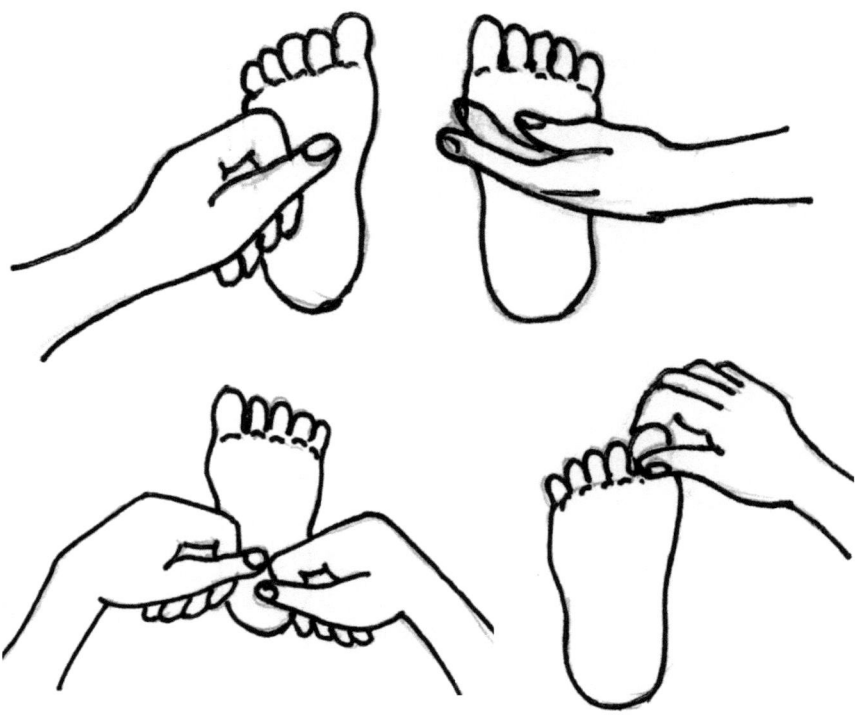

Zahnschmerzen

Die Angst vor Schmerzen bei der Zahnbehandlung lässt viele den Zahnarztbesuch hinaus zu zögern. Das muss nicht sein! Aus eigener Erfahrung kann ich sagen: das muss nicht sein! Ich konnte auf die Injektion verzichten.

- Stimulieren Sie während der Behandlung mit dem Daumennagel kräftig Di4. Sie werden über die Wirkung erstaunt sein
- bei Schmerzen im Unterkiefer massieren Sie mit dem Daumennagel kräftig Ma5 und Ma8
- bei schmerzenden Unterkieferzähnen hilft eine kräftige Massage von Di4, Di10, Di11

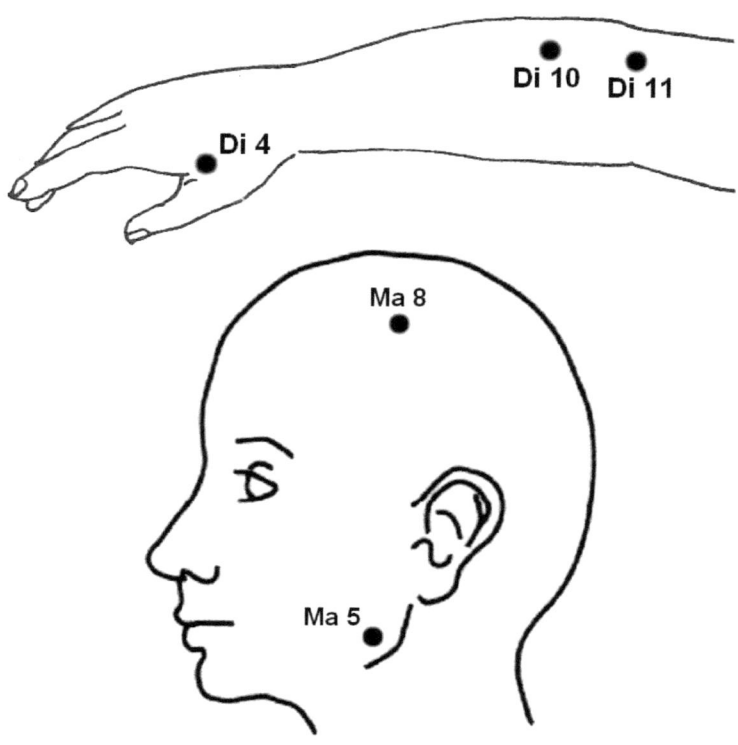